哈洛新知
Hello Knowledge

知识就是力量

解码青少年脑发育
如何正面管教十几岁孩子

[美]金伯利·欣曼/著

严薇/译

华中科技大学出版社
http://press.hust.edu.cn
中国·武汉

Unlocking the Teenage Brain: Helping Parents Understand and Support Their Teenager
Copyright © 2022 by Rockridge Press, Oakland, California
First Published in English by Rockridge Press, an imprint of Callisto Media, Inc.

湖北省版权局著作权合同登记　图字：17-2023-098 号

图书在版编目（CIP）数据

解码青少年脑发育：如何正面管教十几岁孩子 /（美）金伯利·欣曼（Kimberly Hinman）著；严薇译 . —武汉：华中科技大学出版社，2023. 8
ISBN 978-7-5680-9490-0

Ⅰ . ①解… Ⅱ . ①金… ②严… Ⅲ . ①青少年－脑－生长发育 Ⅳ . ① R179

中国国家版本馆 CIP 数据核字（2023）第 136238 号

解码青少年脑发育：如何正面管教十几岁孩子　[美] 金伯利·欣曼（Kimberly Hinman）　著
Jiema Qingshaonian Naofayu:　　　　　　　　　　　　　　　　　　　　　　　严薇　译
Ruhe Zhengmian Guanjiao Shiji Sui Haizi

策划编辑：杨玉斌
责任编辑：左艳葵　杨玉斌　　　　　　　装帧设计：陈　露
责任校对：刘　竣　　　　　　　　　　　责任监印：朱　玢

出版发行：华中科技大学出版社（中国·武汉）　　电话：（027）81321913
　　　　　武汉市东湖新技术开发区华工科技园　　邮编：430223

录　　排：华中科技大学惠友文印中心
印　　刷：湖北新华印务有限公司
开　　本：880 mm×1230 mm　1/32
印　　张：5.25
字　　数：97 千字
版　　次：2023 年 8 月第 1 版第 1 次印刷
定　　价：48.00 元

前言

　　我在青春期时，曾经对自己有各种各样的担心，比如担心自己能否融入社会，能否让父母感到骄傲，能否在学业、运动和社交等方面取得成功。当我现在回望过去，我意识到这些顾虑都是自找的。青春期时，我对自己缺乏准确的认知，在自我价值的认同感上摇摆不定。而现在作为一名临床心理学家，我意识到几乎所有青少年都经历过这样缺乏安全感的时期，这段时期在本质上是青少年成长的必经过程。在这个成长过程中，青少年能够敏锐地意识到自己的需求和渴望，以及恐惧、担忧和怀疑，同时学会如何平衡这些想法和情绪带来的压力。

　　我起初对人类行为的研究充满兴趣和好奇，因此在求学阶段，我重点研究神经心理学和临床心理学。我曾在美国曼哈顿上城的哥伦比亚大学求学，并获得了咨询心理学的博士学位。在此期间，我也在一家由女性拥有和领导的公司内担任执行功能教练，为美国纽约市那些有学习困难的儿童和残疾儿童的家庭提供支持。这段经历激发了我与青少年和他们的家庭共同开展工作的兴趣。

　　如今，我的工作围绕青少年和他们的家庭展开，致力于帮助青少年认识自己的欲望，并帮助他们认清对自我的怀疑。我鼓励青少年学会自我表现和表达，同时充分尊重他们的父母在他们成长的过程中表现出的担忧。除了进行私人诊疗实践外，我还会开展关于青少年养育策略等主题的教育讲座。我对大脑和神经科学的迷恋也促使我开展神经心理学测验。在这个过程中，我对人类大脑有了更多的了解，这进一步增加了我对人类行为的理解。

我知道青春期问题对很多家庭来说都是很大的困扰，因为青春期的亲子关系毫无疑问是充满挑战的。对许多父母而言，与孩子不断增长的独立意识达成和解是很艰难的。父母曾经知道关于孩子的一切，而现在孩子却像一个陌生人，或者说像一位免付租金的房客。

本书是一本提供给父母和其他看护者的指南，帮助他们揭开孩子在青少年发育时期的行为和情绪的神秘面纱；他们也将见证青少年的大脑在这一发育时期的美妙之处，了解到青少年的大脑在以独特的方式尽情地体验着生活。因此，请读者带着好奇心和自身的理解去阅读本书吧。

最重要的是，我强烈反对读者将任何育儿建议作为控制、欺骗或者羞辱青春期孩子的手段。操纵处于青春期的孩子是无益且不合适的，甚至可能适得其反。青春期是孩子一生中非常脆弱的时期，在这一时期，孩子需要的是充满关爱的支持而不是羞辱。

这本书旨在帮助读者理解青少年大脑的运作方式，特别是那些导致青少年非理性行为（是的，就是那些让父母抓狂的行为！）的大脑运作方式。通过了解青少年行为的起源和适应性功能，读者可能更容易应对青少年戏剧般的条件反射行为。通过深入了解青少年大脑的内部运行方式，再用上本书中提供的改善沟通的方法和策略，本书应该有助于读者减少家庭冲突并缓解紧张氛围。

本书使用指南

本书旨在提供一个科学的、以研究为导向的、通俗易懂的关于青少年大脑发育的概述。每一章分别重点介绍了青少年大脑的不同部位、发育水平以及该部位所控制的功能，例如情绪、学习或运动。每一章都对某一特定大脑部位展开论述，强调这一特定部位在青春期的发育水平以及它如何影响青少年的行为。虽然每一章都分别侧重介绍某一特定大脑部位的相关信息，但是没有任何一个大脑部位是孤立运作的——人的大脑是一个巨大的、相互关联的交流网络。因此，各章对相关大脑部位的讨论有时会有重叠。每一章都对大脑如何会受损以及大脑受损后潜在的长期后果进行了介绍。

在本书中青春期这个词涵盖了一个广泛的年龄范围——从 10 岁到 25 岁，本书中的材料适用于这个年龄范围内的任何人。虽然本书主要面向青少年，然而与大脑发育相关的研究和建议远远超出了青少年这一人群。

每一章除正文之外还增加了趣闻轶事和育儿建议内容，目的是为读者提供更多见解。育儿建议提供了适用于现实生活场景的方法论，而趣闻轶事则是我受临床实践中真实经历的启发而编写的，但为了保护隐私，客户的姓名和其他生物学细节已被更改、省略或进行虚构处理。这些趣闻轶事是真实的例子，有助于进一步阐释各章总结的科学研究，并为这些科学研究提供背景素材。每一章也分别展示了父母和青少年之间的沟通之道。父母可以将这些趣闻轶事看作富有成效的育儿经验，可受此启发，进一步处理好与青少年的沟通。

本书没有任何内容有意指出青少年或父母的个人缺点。许多父母不知道如何与孩子沟通，因此痛苦挣扎，时不时对自己的言行感到后悔。养育子女的目标不应是追求完美，而应该尽力而为，并在互动中反思，愿意成长和改进。事实上，这应该也是读者希望自己的孩子学习到的内容吧！

揭秘青少年的大脑

　　莱拉（Lela）刚刚和朋友们结束排球训练，这时她的父亲丹尼尔（Daniel）来接她们。"嘿，伙计们（guys），练习得怎么样？"丹尼尔看着女孩们一蹦一跳地上车，随口问了一句。莱拉在听到父亲的话后瞬间瞪大双眼，摆出一副厌恶和震惊的表情。虽然丹尼尔已经习惯了平时被女儿频繁地纠错和批评，但还是感到困惑。莱拉惊呼道："爸爸，你不能像这样使用'guyε'这个词！"

　　"为什么？"丹尼尔问道。他对此感到困惑。他曾无数次使用这个并无冒犯之意的称呼，今天却突然遭到这样的回绝。

　　莱拉的朋友埃米（Amy）用一种礼貌但稍显轻蔑的语气说道："'guys'并不是一个中性词，有些人觉得这个词很冒犯"。

　　丹尼尔闭上了眼睛，深深地叹了一口气。他似乎无法避免得罪自己的女儿，因为莱拉有时过于敏感，以至于丹尼尔不知道该如何接近莱拉，生怕她会通过批评或哀叹来表达对自己的不满。他十几岁的女儿什么时候开始认定自己是各个方面的专家了？为什么女儿会觉得应该由自己来教育家人？

　　就莱拉而言，她对父母在社会正义或科技方面的知识匮乏感到震惊。莱拉乐于致力于有价值的社会事业，也乐于学习新鲜事物。她认为自己是一个精明的社会调研员，会花几个小时在 TikTok（抖音海外版）或 YouTube（视频社交网站）上观看视频，视频主题涵盖流行文化和环境保护等。她还在照片墙（Instagram，一种图片社交软件）上关注了讨论重要社会话题的用户。她爱她的父母，但对他们的天真和屡屡冒犯自己的边界感到尴尬。

　　青少年大脑的美妙之处在于，它通过鼓励青少年挑战极限和质疑现状来提高创造力。事实上，由于青少年的大脑正在发育，因此他们感知世界的方式和父母认知世界的方式有很大的不同。随着青少年不断提高批判性思维能力和社交技能，他们渴望了解自己和周围的世界，并乐于冒险。

　　青少年的大脑通过专注于建立家庭以外的社会关系和寻求新奇事物来为青少年走向独立和自主做好准备。莱拉对社会正义的兴趣很可能是由于她的父母对此不感兴趣，这样她就可以将自己和父母区分开来，创造一个独属于她自己的身份。这也使她能够通过与朋友分享共同的兴趣爱好来塑造集体意识、建立社会关系。

　　在青春期，青少年情绪波动较大，这是由于他们大脑中的情绪中枢仍在发育，因此他们对情绪的感受更加强烈。这些强烈的情绪促使青少年将自身与一些价值观和社会问题紧密联系起来，从而塑造了他们全新的身份认同。青少年也极其容易受到外部环境的影响——社交媒体上的热点话题和同龄人谈论的话题都可能会影响他们的观点和行为。

青少年在学习如何坚持自己的观点，增强自信心，而这有时候会影响亲子关系。和丹尼尔一样，许多父母对他们孩子的行为感到困惑。本书共分为四章，内容丰富，为您全面解读青少年的大脑发育。

目录

第一章

额叶：心智成长站

如何提升青少年的认知和决策能力？

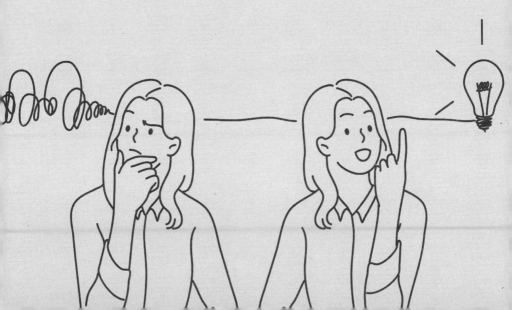

额叶通常在 25 岁左右发育完全，是大脑中最晚完成发育的，从进化的标准来看，额叶也是大脑最高级的部位。额叶控制着人的高级认知功能，这些功能在很大程度上将人类与其他哺乳动物乃至灵长类动物区分开来。额叶位于大脑最前端，人类所有的行为能力，小到倒垃圾，大到选专业，几乎都受到额叶的控制。

额叶能协调与目标导向行为有关的行动，协助个体适应环境，让每个人作为一个独立个体和一个生物物种得以生存。额叶能整合行动和行为，使人类能够制订计划、做出决定、进行推理、灵活思考、控制情绪、理解行为结果等。额叶支持语言能力、记忆力和专注力的提升。此外，额叶还能辅助随意性和意向性运动。

你选择阅读这本书，部分原因归功于你的额叶，它鼓励你学习更多有关青少年脑发育的知识，以更好地理解和帮助青少年成长。青少年的额叶处于不断变化之中，极易受到环境的影响。随着额叶的迅速发育，青少年通过获取新的信息来认识自己和他人，为走向独立和迈入成年做好准备。

在本章中，你将学习并了解：

（1）额叶的发育会影响青少年的情绪和个性，以及父母应该如何帮助青少年进行情绪管理。

（2）额叶的发育有助于提升青少年做决策的能力，以及父母应该如何帮助青少年做出更加明智的选择。

（3）为何相比于其他关系，青少年会更加重视同伴关系，以及父母应该如何帮助青少年在社交活动之外培养责任感。

（4）为何青少年会无畏地冒险，以及父母应该如何帮助青少年在适当承担风险的同时规避危险行为。

（5）青少年额叶受损的潜在原因及后果有哪些。

亚当（Adam）的成功案例——一个令人费解的鼻环

亚当是一个喜欢硬核摇滚音乐的 15 岁少年，他问母亲埃伦（Ellen）自己能否去穿环，虽然埃伦最初很不情愿，但后来还是问亚当想去做什么样的穿环。亚当轻描淡写地说道："可能就像给眉毛穿环或者打耳洞一样。"埃伦觉得可以接受，于是就在亚当拿回来的父母同意书上签了字，并同意下周把亚当送到店里去穿环。

当埃伦接到亚当时，她惊呆了。她看到儿子的鼻子中间挂着一个马蹄形的金属环，便脱口而出："亚当！你脸上是什么东西？"她内心充满了自责，后悔自己没有在店里全程陪着亚当。

亚当的眼睛垂了下来，喃喃自语道："算了，我就知道你不会明白的。" 在回家的路上亚当也绷着个脸，闷闷不乐。

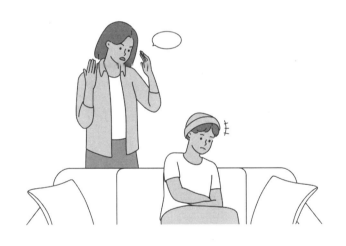

埃伦感到既困惑又气愤，对亚当说："刚才是我反应过激了，我向你道歉。但是我们之前并没有讨论过要穿一只鼻环！"

亚当感到很沮丧，大声回道："鼻环和眉环有什么区别？反正都在我的脸上！"埃伦深吸了一口气，虽然她明白其中的道理，但是她很难理解挂在她儿子鼻子上那只可怕的圆环到底有什么吸引力。

"是的，没错，但是我们毕竟没有讨论过鼻环这件事，我当初也没有同意你穿鼻环。"埃伦停了一下，心想虽然这只鼻环让她感到震惊，但这是亚当表达自我的方式。这意味着他正在发展自己的个性，愿意承担风险，并能独立做出选择。"我还需要一点时间来适应它。这是非常大胆的行为！你是怎么决定的？"她问道。

亚当此刻平静了下来，情绪也放松了，他和母亲分享了自己穿鼻环的原因，他最喜欢的乐手就有一只鼻环，他觉得这看起来很酷。埃伦深吸了一口气，微笑着说："我欣赏你这么勇于尝试新事物，不过，你下次能提前和我通个气吗？"

埃伦好不容易才控制住自己的情绪，没有让亚当立即取掉这只鼻环。她认为这只鼻环并不是永久性的，它可能在几个月内就会消失。埃伦知道让亚当勇于冒险和尝试新鲜事物是很重要的，如果这件事情能让亚当更好地认知自己的个性和喜好，埃伦愿意接受这只荒诞离奇的鼻环。

为什么你的孩子看起来像一个陌生人?

和大多数成人一样，青少年是目标导向型的，这意味着他们的行为会受到预期结果的驱动和支配。无论是想在历史考试中取得优异的成绩，还是想和某位同学约会，他们的大脑都会帮助他们解读信息，从而帮助他们更好地实现目标。成人也是如此，而且他们因为有更丰富的人生阅历，可以更好地应对各种情况。成人也已经形成了个人特质或者个人风格，因此在应对各种情况时，他们的行为和个人风格更加一致，具有可预测性，这是一个人性格形成的基础。

人类认知的形成和情感的发展都离不开额叶，这两者都有助于性格的塑造。随着青少年额叶的发育，大脑内神经元的生长会激增，远远超过迈入成年时期的需求。伴随着人生阅历的增加和外部环境的影响，大脑会经历一个加强或削弱神经连接的过程。

试想一下，就像马拉松训练，一个长跑运动员通常不会一参加比赛就希望跑出最好的成绩——他们会提前进行训练，跑出不同的速度和距离，为比赛之日做好准备。大脑各个部分之间的连接也是如此。大脑各部分之间需要通过反复的练习和互动才能建立牢固的连接，同样青少年也

如何提升青少年的认知和决策能力？

需要通过反复的练习和互动才能形成自己独特的个性，这中间需要不断的尝试。因此，你的孩子很可能这一周沉迷于肉类比萨，却在下一周突然决定要成为一个严格的素食者！

在青春期，随着额叶的不断发育和外部环境的刺激，大脑发育并不稳定，青少年的个性塑造也在不断变化。此外，大脑的不同部位在不同的时期发育成熟。个人情感的发展与认知发展密切相关，然而，情感发展主要集中在一个叫作边缘系统的大脑部位，这一部位的发育要早于以额叶为中心的决定认知发展的大脑部位。因此，青少年更有可能根据情感而不是思考做出决定，因为情感能力的进一步发展使他们能够感受到强烈而多变的情绪。

额叶的发育会产生过多的神经元，因此前文所说的大脑不同部位之间产生的连接有时是错误的或者不一致的，就像你第一次尝试骑自行车的时候可能会撞到邻居家的栅栏，擦伤膝盖，但你不久之后就可以双手脱把在街区呼啸而过了。这就和你的孩子在尝试新行为时一样，他决定成为一个素食者可能是想和班上的某位同学产生共鸣。当他尝试了这种行为后，新的大脑连接也随之建立。

这些大脑连接会在青春期不断产生和消失。如果一种行为被证明是有价值的，那么这种行为会被重复，相应的大脑连接也会得到加强。相反，如果这种行为没有价值，

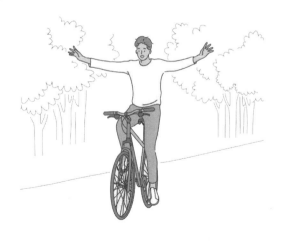

那么这种行为会被减少或放弃，相应的大脑连接就会被减弱或者消失，取而代之的是其他更有价值的大脑连接。随着时间的推移，青少年的大脑会逐渐发育成熟，大脑连接也会逐渐加强，从而使青少年形成特征鲜明的个性。但在那之前，青少年会尽可能地试错，直到他们找到最适合自己的舒适地带。

育儿技巧：如何管理青少年的情绪波动

青少年的大脑处于发育阶段，极易受到外部环境的影响。你要做的就是帮助孩子管理好情绪的波动，理解他们，并帮助他们认清自己的选择和行为。

家长要注意，情绪波动不是某个人的特殊情况，也不是永久持续的常态。青少年的情绪波动的确很难忍受，尤其是当家长的生活压力已经超负荷，遇到孩子阴晴不定的性情变化时，家长产生强烈的反应是正常的。不妨想一想触发你情绪波动的原因是什么：是你无法忍受不被尊重的感觉？还是你喜欢守时，不喜欢迟到，而你的孩子还在浴室里磨磨蹭蹭地梳妆打扮？

　　作为家长，你首先要认识到孩子并不是故意要惹你生气的。青少年在试图形成一种全新的个性，他们也会产生过山车式的情绪变化，同时他们的同理心和为别人着想的能力有待增强。作为家长，你越是对孩子表现出同理心，并树立这种榜样，他们就越会向你学习。同时，你可以告诉孩子迟到会对你造成什么样的影响。你可以试着说："因为等你，所以我们迟到了，我压力很大，因为这一天中需要完成的事情太多了，我担心时间会不够用。为什么你今天要磨磨蹭蹭呢？我们下次能不能提前做好准备？"

　　家长可以培养孩子的好奇心，丰富他们的兴趣爱好。如上文所述，青少年的大脑产生的神经元数量超过了实际需要的数量，随着时间的推移，更多的活动可以逐渐消耗掉多余的神经元。家长需要鼓励孩子参加各种活动，培养他们的兴趣爱好，以促进神经元不断生成和特定化的大脑部位自然发育。有些兴趣爱好青少年能坚持下去，有些则不能。我们不断鼓励青少年的目的并不是必须准确找出他们的爱好或潜在的天赋，相反，我们这么做的目的是要创造一个环境，使得他们有机会进行自我探索，培养自己的爱好和形成自己的价值观。

顺势而为，不要束缚孩子。有时，你的孩子想和你依偎在一起玩手机，而有时当他郊游完你去接他回家时，他又假装不认识你，这一定让你很困惑。许多孩子渴望家庭带来的亲密感和温馨，但有时又因家长的存在而感到羞愧。你要尽可能地与孩子一起乘风破浪，同时也要明白，你的孩子希望能够独立又自信地在自己的社交圈中积极探索，但在面对压力或需要安慰的时候，他会希望重回你的怀抱来寻求安全感。

当青少年缺乏正确的决策力时

为了理解青少年为什么会做出看似很奇怪的决策，这就需要了解影响儿童、青少年和成人做决策的因素。学术界有很多关于做决策的理论研究，但总的来说包括以下几点：①识别选项；②评估后果并进行风险效益分析；③评估每个选项的可取性；④评估每个选项潜在后果出现的可能性；⑤将所有信息整合到最终决策中。

当青少年在做决策时，他们大脑的额叶仍在加强与做决策相关的大脑部位之间的连接，这些大脑连接还没有变得像成人的那么强大、迅速和高效，这就导致了青少年容易做出低效和冲动的决策。对于青少年来说，问题出在他们评估后果的能力不足，因为对过去的行为（包括对自己和他人的行为）进行反思并推断潜在的后果的能力是由额叶支持的，而额叶尚在发育中。当青少年和同龄人一起做决策时，他们更容易犯错误。这是因为在同龄人面前做决策时，青少年更可能做出冒险的决策，他们做决策时会优先考虑社会关系而不是更安全但可能会被同伴排斥的选择。

此外，大脑额叶虽然有助于规避错误，但是它在青春期时的发育程度与成人相比显得不足。美国国家卫生研究院（National Institutes of Health，NIH）的一项研究发现，当青少年和成人面对比较明显的风险时，他们的大脑额叶会被同等程度地激活。但是当这两组人群被要求评估一个相对模糊的情景时（即犯错的可能性不太明显时），青少年无法像成人那样充分运用额叶部位去帮助他们规避错误，相反，他们更容易去冒险，同时他们并没有充分了解冒险行为可能带来的后果或应如何消除可能产生的不利影响。

青少年的工作记忆也还在发育之中，它通过帮助青少年掌握相关信息来协助做决策，例如先评估一种潜在的行为选择，同时评估另一种选择带来的后果，然后再做决策。由于青少年的工作记忆容量有限，他们往往会在没有充分评估潜在后果的情况下做出冲动的决策。

同样，青少年的一般执行功能，即抑制不良行为和抵制分心的能力，也没有发育成熟。他们抵制某些冲动行为的能力未发育健全，例如在看电视和为下周考试做准备之间，青少年更可能会选择前者。青少年大脑额叶中的奖赏回路偏向于在短期内能够实现的奖励，而他们的抑制行为控制中心发育尚不成熟。基于这个原因，青少年更有可能选择即时满足（即短期内可以得到的回报），而忽略那些可能在未来提供更大回报的延迟满足。

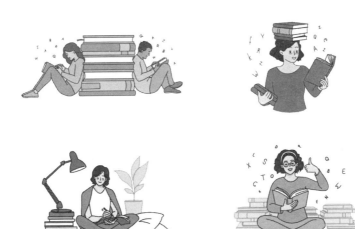

育儿技巧：如何帮助青少年培养良好的判断力

正如你们现在所知道的，青少年做决策的能力仍在不断提升。家长要做的就是帮助孩子放慢脚步，帮助他们反思过去的决策并从中汲取经验，从而提高他们未来做决策的能力。

用笔记录。随着孩子大脑额叶不断发育，引入外部资源很重要，这些资源可以提升孩子的执行功能，从而帮助他们做出良好的判断和决策。由于青少年的工作记忆容量有限，他们如果不用笔记录下来，仅仅依靠大脑去评估风险、益处和后果是不够的。青少年缺乏敏锐的能力，在思考其他信息的同时，很难在大脑中进行短期记忆。

与其与青少年口头探讨一个复杂的问题，比如他们要申请哪些大学，或者如何在已经排得满满的学习日程表上再增加足球训练，不如和他们一起在纸上或白板上列出一个利弊清单。养成写清单和日志的好习惯，也可以培养青少年的批判性思维，有助于他们更好地做出决策。

谨慎思考。元认知被定义为"关于思考的思考"。它是指对自己的认知和想法的再认识。批判性思维和决策制定需要元认知——反思过去，并利用这些经验信息来指导当前的决策。这种技能在青春期仍在提升，所以青少年需要成人帮助他们，一起从反思过去和总结经验中不断成长。

鼓励青少年反思他们过去的表现，可以是按时上学，在宵禁前回家，也可以是为了考试而学习。这里的关键词是"过去的表现"。"反思"不能在青少年情绪高涨的时候进行，因为这个时候他们无法处理信息，也无法进行批判性思考。通过反思过去，青少年可以认识到他们在哪些地方做得好，哪些地方需要改变。对于上学经常迟到的青少年，可以引导他们反思过去一周的迟到情况，帮助他们认识到为何会发生这种情况以及迟到的后果是什么，跟他们探讨他们对自己明天按时起床去上学是否有信心，他们从自己或他人那里需要得到哪些帮助，等等。

乔纳（Jonah）的成功案例：午夜过后的学业

乔纳在上高中一年级。为了完成作业和复习考试，他经常熬夜。他的父母担心他睡眠时间不足，进而影响他的身体健康状况。乔纳在家里明显表现得情绪低落、烦躁不安，他的父母对他的变化感到担忧，他们以前那个充满自信的孩子并没有在学业上像现在这样有这么多的烦恼啊。

于是，他们召开了一次家庭会议，父母表达了对乔纳睡眠时间不足的担忧，并询问了他一些问题：他在学校的

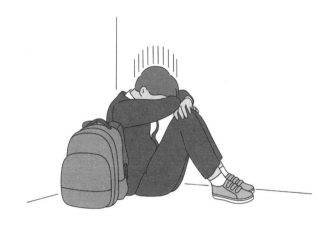

表现如何？今年学校的课程怎么样？喜不喜欢自己的老师？是否觉得老师对自己学业有帮助？等等。乔纳表示自己被大量的作业压得喘不过气来。他向父母吐露心声，表示"不知道作业从哪里开始做起"，所以他一直拖延到晚上 10 点才开始做作业，这时他的肾上腺素开始分泌，他开始变得紧张起来，因为他知道第二天早上 9 点就要交作业了。

乔纳的父母很善解人意，他们认为高中学习确实会带来一系列新的挑战。他们帮助乔纳回顾了他完成作业的方式，并询问他是如何处理冗长的学期论文和复习单元考试的。乔纳承认，除了在最后关头争分夺秒尽量拼凑出一些像样的东西以外，他并不知道自己做了什么。

解码青少年脑发育
如何正面管教十几岁孩子

乔纳的父母帮他给老师写了一封电子邮件，请求和老师单独会面，希望老师能够给乔纳一些建议，帮助他更高效地完成作业。乔纳的父母跟乔纳强调，当他需要帮助时，他完全可以向他人求助。他们提醒乔纳，他应该得到成人的支持来提升这些技能，没有必要独自一人扛下这些压力。

为什么青少年记得关于即将到来的派对的每一个细节，却不记得把家里的垃圾倒掉？

青少年已经准备好去寻求新的人生体验，因为他们的大脑正在为他们走向成年独立做好准备。新的人生阅历会帮助青少年获得更多经验并适应环境。此外，青春期的首要任务是发展同伴关系。因此，青少年擅长记住与同龄人在一起时了解到的相关信息，比如同学最近穿的新鞋或大家都在谈论的下周即将上映的电影。

根据青少年的大脑发育历程，这些积累的人生经历是有价值的，最终将有助于青少年建立社交圈。家长及时掌握孩子是否面临被社会排斥或被同学排挤的情况很重要。大脑额叶中控制自我意识和自我羞耻感的部分在青春期更加活跃。

青少年有很强烈地想要在他们的社交圈中获得归属感的愿望，因此一旦遇到感觉尴尬或感觉被排斥的情况，他们就会产生恐惧感。基于人在成长过程中对建立社会关系的强烈需求，青少年深深地渴望与直系亲属之外的人建立社会联系。寻求独立的自然愿望促使青少年发展社会关系，从家庭体系中独立出来。

培养和维持同伴关系是青少年心理成长过程中的里程碑，但这往往会影响他们承担必要的家庭责任。当青春期的孩子忘记清空洗碗机或遛狗时，他们并不是故意不尊重父母或者在偷懒，他们只是没有把这些家务当成与社交同等重要的事情，认为这些家务不值得特别关注。

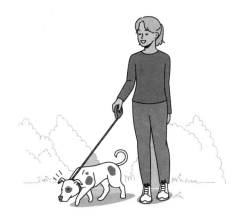

从人类进化的角度来看，因为青少年对社会认知的能力越来越强，他们会优先将注意力放在社会交往这样的外界刺激上。青少年的大脑侧重于帮助他们获得与未来的潜在同伴建立良好关系的技能。这种同伴关系并不一定是指两性关系，而是指懂得如何选择同伴、建立并维持亲密的关系。

此外，青少年大脑额叶中的执行功能有助于他们制订计划、统筹安排和管理时间，但是这种能力也仍在提升之中，而且青少年大脑额叶中的其他认知能力也尚未发育成熟，因此他们的某些能力仍有欠缺，包括无法衡量一项任务需要执行多久，无法灵活地思考问题，无法在出现问题时找到解决方案，也无法对信息进行分类以集中注意力和做好计划，等等。这可以解释为什么青少年难以应付繁忙的日程安排，或者总是需要家长提醒他们接下来该做什么了。

育儿技巧：如何与青少年探讨制订计划，统筹安排事情的轻重缓急

随着青少年额叶的不断发育，通过不断的实践，青少年会逐渐掌握制订计划和统筹安排的技能。为了帮助孩子提高执行功能技能，家长可以尝试以下几种技巧，引导他们在关注整体大局的同时也能注重细节。

制定一份家庭作息时间表。家长可以为孩子的课余时间制定一个固定的作息时间表，提前思考并帮助孩子就完成各项任务需要花费多长时间进行量化。这样做可以促进家庭其他成员的自我提升，并帮助孩子学会制订计划，以便他们学会自我管理的技能，例如，从按时完成学业逐渐过渡到合理安排作息时间。

此外，这份时间表可以鼓励孩子养成良好的习惯，有条理地记录下学习任务、要执行的项目、游玩安排以及其他需要统筹安排的优先事项。家长可以让孩子掌握自己的节奏，安排好自己的日程，来培养他们的独立性。

放慢脚步，可以更好地提高效率。引导孩子放慢脚步，反思总结，来提高他们的自我监管能力，这样他们能够更好地制订计划，优先排序各项任务。家长可以鼓励孩子在做数学作业时设置一个定时器，以此提高他们的时间管理能力。很多青少年遇到不喜欢或无趣的任务时总是匆匆了事，将时间投入到其他他们感兴趣的任务上。人们常常有一个误区，认为提高速度就可以提高效率，其实相反。急于求成会导致青少年出现更多的错误，还使他们无法真正理解学习的内容。

逆推法规划，按照时间轴从后往前规划。从最后一项任务或活动开始的时间往前倒推，帮助孩子规划他们需要提前完成的任务以及完成任务的截止时间，有助于他们合

如何正面管教十几岁孩子

理制订计划。例如，如果孩子计划在明天晚上和朋友一起看电影，那么就帮助他们从电影开始的时间往前倒推，做好规划：何时需要出发去电影院，出发前在家里需要先完成哪些任务，以及完成这些任务需要多长时间？通过倒推，他们可以合理安排好出发去看电影的时间点，防止拖延。

应对风险：重新引导青少年内心的冒险欲

如果你曾对青少年喜欢冒险的行为感到担忧，别担心，很多人都有这样的顾虑。大脑中追求快乐的部分，比如促使你希望在晚餐吃甜点的大脑功能，在青春期时已发育完成。相反，大脑中负责谨慎行事，类似做决策的额叶部分，和童年时相比却没有多大变化。

因此，当青少年有机会获得奖励或者尝试新奇事物时，例如在宵禁后偷偷溜出去时，大脑中寻求快乐的部分就会像成人一样被激发。但是，负责谨慎行事的额叶却无法发挥足够的能力，提醒自己应该重新思考一下这个决定。青少年经常觉得自己是独一无二的或者无所不能的，这又被称为"无敌的寓言"（invincibility fable），因为他们认为风险和危险不会伤害到他们。而他们的认知能力不足，无法帮助他们抵制冲动行为或者准确预判冲动行为带来的后果。

也许你会疑惑：怎么会这样呢？为什么我们的大脑正不断发育并日趋成熟，却让我们面临可能更严重的伤害甚至死亡呢？对冒险行为的偏好实际上是人们有意为之的，这种偏好对青少年和社会的发展都有重要的作用。青少年渴望通过冒险来寻求独立，减少对父母和家庭的依赖，成为能够适应社会、具有价值的成人，这一切源于青少年大脑中的神经发育转变激发了他们的冒险行为。

冒险行为丰富了青少年的人生阅历，也创造了机会帮助他们变得更加独立自主、自立自尊，这些品质帮助他们走出父母和家庭带来的舒适圈。人们在青春期需要经历这个爱冒险的人生阶段，如果没有这个阶段，我们就无法提高步入成年所需的适应力和应对技巧。

并非所有的冒险都是坏事。事实上，我们每天都在冒险，而且其中很多冒险都得到了回报。想想你心爱的餐厅——如果它的主人没有冒险，它能开业吗？通过反复试错，我们能够汲取经验，并不断学习和成长。我们学会对风险进行评估后再决定是否进行某种行为。青少年也会这么做，尽管他们呈现出的具体行为表明，他们对风险进行评估的能力有些糟糕。与成人相比，青少年的大脑往往更容易忽略潜在的风险，这也正是青少年容易惹上麻烦的原因。

前额皮质对风险评估发挥了重要作用。青少年乐于接受风险挑战，因为他们的前额皮质还没有发育得像成人那么成熟。此外，由于青少年大脑中的奖励系统高度敏感，青少年的大脑会释放出更多受奖励驱使而产生的神经递质多巴胺，这种神经递质多巴胺让青少年更加愿意去冒险。与成人的大脑相比，青少年的大脑中多巴胺的基线较低，而多巴胺的释放量较高。这意味着青少年更容易对平淡的生活感到厌烦，需要通过寻求新奇事物来稳定情绪。青少年需要寻求外力的帮助来学习如何更好地发挥冒险的天性，并在这一过程中认识自己和周围的环境，同时避免冒险行为对自己或他人造成伤害。

成人和青少年一样，都会受到他人的影响。群体思维现象表明，在群体中，个人更有可能在未进行批判性分析或不考虑后果的情况下和群体达成共识。在同龄人面前，青少年更容易受到群体思维的影响，更愿意去冒险。例如，和独自一人驾车不一样的是，青少年在朋友面前开车时更有可能因为觉得飙车很酷而提高车速。大脑内侧前额皮质会使人产生尴尬情绪，因此在这种情况下，内侧前额皮质的高度活跃也是造成这一现象的部分原因。

育儿技巧：教青少年如何评估风险

青少年在寻求独立的过程中天然喜欢追求新奇事物，父母在支持青少年寻求独立的同时也不能一味纵容他们，需要明确底线，这一点很重要。冒险是成长的必经之路，父母需要有一定的容忍度，允许孩子适度地冒险。青少年需要完全掌握自己的实际情况，对自己的判断和决策树立信心。我们的目标不是消除风险，而是寻找合适的机会和孩子探讨个人能够承担的风险底线在哪里，以及如何去合理地冒险。

相信你的直觉。 在做让你紧张的事情之前，你有没有感到胃痛或惊慌失措？这种感觉被称为内在感觉，它首先提示你正在做一件由情感驱动的事情。比如在要发表公开演讲时，你的脑海里可能会想"我是在所有这些人面前做这个演讲，还是假装生病回家？"这些"胃肠道反应"通过所谓的迷走神经从肠道传递信息到大脑，来帮助你评估风险。虽然前额皮质在青春期发育不成熟，但迷走神经的功能已经齐全，是青少年用来评估风险的秘密武器。

青少年的大脑可能不会顾及在社区街道上超速行驶的风险，但迷走神经会提醒青少年注意安全。鼓励青少年在很多时候倾听身体发出的信号，然后在事后反思直觉给他们的警示是否准确。也许他们会发现身体直觉让他们感到公开演讲是一件非常冒险的事情，但它实际上是无害的，它引起的焦虑也只是暂时的。相反，身体直觉也会告诉他们超速行驶是非常危险的，同时它带来的潜在伤害是永久的。

预测未来、预防风险并解决过去产生的问题。 想象一下，假设你的孩子被抓到喝酒，并触犯了严格的酒后驾车的法律。今晚是他上一次饮酒事件之后第一次与朋友们出去玩，你想以此作为教育他的机会。你可以试着说："上次，你做了一些危险的决定。这次你可以重新做出选择。" 将未来的行为视为一次改过自新的机会，可以促使青少年反思过去的行为。

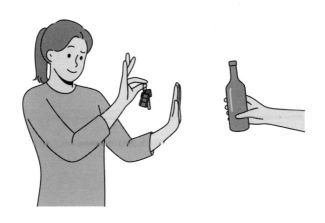

如果可能，你可以在事情发生之前直接和孩子沟通，告诉他们这个行为会带来什么样的后果，帮助他们全面了解潜在的隐患，这可以让他们在事发前就充分了解行为可能带来的后果，从而尽可能避免盲目跟风。你可以试着问问："嘿，你今晚有什么计划可以保证自己的安全？"

额叶受损的影响

额叶位于大脑的前部，因此很容易受到车祸、身体暴力、跌倒或运动损伤等外部力量的伤害。青少年的额叶尤其脆弱，特别容易受到损伤，额叶损伤可能会破坏大脑的正常发育。2013年发表在《神经创伤杂志》（*Journal of Neurotrauma*）上的一项研究表明，颅脑损伤是青少年死亡的主要原因，其中车祸造成的颅脑损伤占比达35%。

值得庆幸的是，该研究还指出，近4年来，由机动车事故造成的颅脑损伤有所减少，总体上颅脑损伤率也有所下降。然而，即使是对青少年额叶产生的非致命性损伤，也会阻碍青少年一般认知功能的提升和相关技能的发展，特别是语言和沟通能力、自我意识能力、错误监测能力和抑制控制能力等。这种损伤还会导致他们更加鲁莽冲动，影响他们的运动技能、空间推理能力、与制订计划和保持专注相关的执行功能，以及他们对社会线索和他人情绪的理解能力。

由于青少年爱冒险，与成人相比，青少年的额叶更容易受到伤害，例如在高碰撞性的运动或车祸中，他们就很容易受到伤害。2021年发表在学术期刊《发展评论》（*Developmental Review*）上的一项研究指出，与成人的大脑相比，青少年大脑受损所需要的恢复时间更长，这是由于青少年大脑额叶中特定的神经发育变化，包括额叶中髓鞘化增加，而髓鞘化是使得神经元和大脑各部位之间的连接变得更强、更快的过程。

　　青少年的额叶如果受到特别严重的损伤，会给他们造成长期的、严重的后果。严重的颅脑损伤会阻碍青少年掌握有效的学习技能。随着时间的推移，这种损伤可能会变得更加严重，甚至会影响青少年大脑中形成复杂思维和解决问题的能力，而这些能力对于青少年的大脑发育具有极其重要的意义。然而，2000 年发表在《颅外伤康复杂志》（*Journal of Head Trauma Rehabilitation*）上的研究表明，通过治疗和康复训练，大多数青少年都能恢复正常，而不会导致长期的功能变化。

　　靶向治疗侧重于对执行功能能力的治疗，重点治疗元认知、工作记忆和制订计划方面的缺陷。如果不做这些治疗，经历了严重的颅脑损伤的青少年可能会在以上方面产生长期的缺陷。幸运的是，《加拿大精神病学杂志》（*Canadian Journal of Psychiatry*）的研究表明，那些在童年或青春期经历过轻度颅脑损伤的大学生，与没有遭受过任何形式的脑损伤的同龄人相比，在认知能力或情绪管理能力上没有表现出差异。

米利（Milly）的成功案例：信任是亲子关系的必需品

　　米利是独生女，由她的单亲父亲罗布（Rob）抚养长大。

她的父亲最近开始约会，有时候到午夜过后才回家。米利决定在她父亲夜间外出时邀请朋友来家里玩儿。最近的一次，她的朋友们带来了六罐啤酒，米利也喝了一些。第二天早上，罗布在垃圾桶的底部发现了这些空罐子，他意识到需要和米利好好谈谈了。

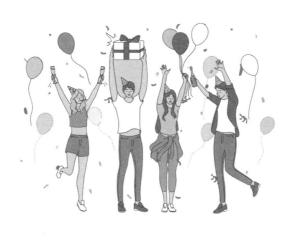

当罗布质问米利时，米利承认啤酒是朋友们带过来的，他们一起喝了这六罐啤酒。罗布感到很沮丧，但他知道这一天迟早会到来，米利会突破极限去尝试冒险。罗布很后悔晚上独自留米利在家无人看管，任由这种事情发生，但他同时也希望在自己不在家的时候能够相信她。

罗布告诉米利，她的这种行为会导致不好的结果。但罗布也想站在米利的角度去理解为何她会想喝酒，以及为何她的行为让罗布对她独自在家越来越不放心。罗布需要信任她，也需要让她更加独立。

他们一起讨论了这件事儿。米利担心，如果她拒绝和朋友一起喝酒，现场会很尴尬，所以她只好"顺其自然"。他们还谈到了喝酒的后果，包括酒精会影响她的判断力以及导致酗酒的风险。

罗布鼓励米利听从自己的直觉，在未来做决定时要让自己安心。他们共同制订了一份计划，可以让米利重新赢得父亲的信任，也可以帮她变得更加独立。罗布分享说，他知道风险总是有的，但他也希望米利学会如何承担安全的风险，这样不仅可以丰富她的生活阅历，还可以将未来可能存在的严重风险降至最低限度。

本章要点

本章介绍了青少年的额叶以及它所监控的大量行为。随着新的神经连接逐渐建立，额叶的变化也在为青少年走向独立做准备。然而，额叶的生长也意味着青少年会更多地不安于现状，乐于冒险。青少年正在追求独立自主，喜欢尝试新奇事物以突出自己的个性，并寻求在家庭之外获得一个全新的独立身份。青春期是一个令人振奋的阶段，孩子会发生很多变化，牢记以下几点你和孩子都可以从中学到很多。

（1）情绪波动可以使青少年的创造力和多维度思考问题的能力得到提高，有助于他们形成自己的个性。你要有耐心，记住孩子的行为在某种程度上是由额叶决定的，而额叶正在迅速发育和发生变化。

（2）青少年正专注于促进和维持同伴关系。要理解他们优先重视发展友谊的重要性，同时帮助他们制定长期目标，而不是仅仅局限于与朋友面对面或虚拟社交带来的短期直接回报。

（3）没有人非常擅长同时兼顾多项任务，青少年更是无法兼顾，因为他们的额叶尚未完全发育。鼓励青少年放慢脚步，对自己的行为进行反思。自我监控可以提高时间管理能力和社交技能。

（4）青春期的额叶发育促使青少年乐于冒险。父母需要认识到安全的冒险行为有一定的好处，因为青少年可以通过试错来成长，同时父母也要帮助孩子评估什么样的风险是不安全或者没有必要的。

（5）鉴于额叶位于大脑的前端，且青少年的额叶处于快速发育的阶段，因此，青少年的额叶很容易受伤。虽然青少年的冒险行为增加了额叶受损的可能性，但大多数轻微的伤害并不会导致长期的不良后果。

育儿手记

你的孩子并不是你的孩子 / 他们仅是经由你来到人间 / 虽然他们与你同在 / 但并不属于你 / 他们是生命之箭 / 经由你这一张弓送往前程

——纪伯伦《先知》

第二章

顶叶：感觉中转站

如何培养青少年的专注力和自制力？

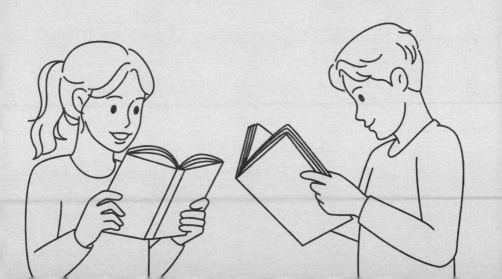

闭上眼睛，同时把食指放在鼻子上，你能做到吗？顶叶帮助你在没有视觉辅助的情况下感知鼻子的位置。与额叶相似，顶叶在青春期也会经历显著的变化。童年时期顶叶中的神经元会增长很多，然后在青春期顶叶会减少多余的神经元。顶叶也非常容易受到外部因素的影响。根据青少年顶叶受到刺激的频率和方式，大脑神经元的连接和由此产生的行为变化会得到加强。

　　顶叶被称为"感觉中转站"，因为它负责管理和整合来自感觉器官的信息，进而协调动作。想象一下，当你走进厨房，闻到某样东西被烧焦了。你发现烤箱在发热，这才突然想起一小时前你把砂锅放进了烤箱，于是你迅速把手伸进烤箱，想拿出砂锅，并吹掉被烧焦的黑烟。这时，你感觉到身体前面有一阵阵热气，于是你提醒自己需要先戴好烤箱手套再去触碰砂锅。

　　顶叶帮助你产生感觉，比如感受温度，然后引导你采取行动，戴上烤箱手套来保护手不被烫伤。它还指导视觉引导的行为，例如目测烤箱架和炉顶之间的距离。最后，顶叶帮助我们使用感官来指导行为，保护我们免受伤害。

在本章中，我们将讨论：

（1）青少年的大脑是如何跟上身体的快速发育的，并给家长提供一些技巧，指导他们如何在孩子的成长变化中帮助孩子建立空间意识和协调能力。

（2）青少年的大脑集中注意力的能力，集中注意力对驾驶技能的影响有哪些，以及为青少年安全驾驶提供安全小贴士。

（3）顶叶在助力青少年学习和增强记忆方面的作用，以及如何培养孩子养成良好的学习习惯。

（4）顶叶在寻求感觉刺激方面的作用。物质滥用对青少年大脑发育的影响，以及如何避免物质滥用。

（5）青少年顶叶受损的潜在原因及后果有哪些。

伊莎贝拉（Isabella）的成功案例：熟能生巧

伊莎贝拉喜欢在放学后到公园里看男孩子们打篮球。她非常热爱篮球这项运动，也知道所有的比赛规则，但她对自己上场打篮球没有信心。到了晚上，伊莎贝拉会去另一个社区的公园里练习上篮和投篮，因为她只有在没人认识她的地方练球才会感到自在。

学校女子篮球队的选拔赛即将开始，她迫切地希望能够加入校队。她非常紧张，担心自己会因为摔倒或者运球动作不规范而被别人取笑。

一天晚上，在她拿着篮球准备外出时，哥哥卢卡斯（Lucas）想和她一起去练球，伊莎贝拉勉强答应了，于是他们一起去了公园。卢卡斯调皮地在伊莎贝拉身边运球，随后上篮，让伊莎贝拉防不胜防。"你是怎么做到的？"她羡慕又气馁地问，"你的脚步又快又轻！"

接着，卢卡斯和伊莎贝拉一起做了一些练习。卢卡斯先教她用右手运球，然后换左手，很快她就学会了不同的传球方法。每当伊莎贝拉传球失误或在运球时丢了球，卢卡斯就会为她演示正确的技巧，并让她重新尝试。

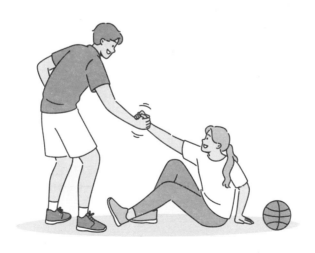

此后，兄妹俩制订了一个训练计划，每天晚上去公园练习，进行不同的针对性训练。卢卡斯会对伊莎贝拉在体态和步调上出现的问题进行指导，有时她走位走得太快，失去对球的控制；有时她走得太慢，失去运球的动力。每当伊莎贝拉感到沮丧或受挫时，卢卡斯都会提醒她，她的身体和大脑仍在学着沟通，这需要时间。卢卡斯鼓励她："继续练习吧！你是为篮球而生的，但成为一名合格的运动员需要日复一日的练习。"

青少年像闯入瓷器店里的公牛

顶叶管理着你对自己身体在空间中所处位置、方向和运动等方面的感觉，这被称为本体感受。在本章开篇介绍的例子中，当你走向烤箱时，也许你会注意到地上有一双鞋，你需要避开它以免被绊倒。你的顶叶帮助你在视觉上观察周围的环境，并引导身体的行为来避开障碍物。本体感受能帮助你预测自己和烤箱之间有多大的空间，并帮助你感知砂锅到烤箱顶部的深度和位置。顶叶也可以帮助你在取出砂锅时，避免让里面的食物洒出来烫伤你的手。

顶叶形成了你对身体空间感受的内部表征，帮助你预估你需要多大的空间将手臂伸直并超过头顶同时不会触碰到床头灯。青少年的身体正在迅速发育，身体空间的内部表征还没有完全形成，他们对自己需要多少空间来伸展手臂的预估不太准确，因此很有可能会触碰到床头灯。

回想一下，有的时候你自己或者孩子也会因为身体长得太快了而穿不下旧的衣服。也许你穿上了一条很久没有穿过的牛仔裤，却发现它对现在的你来说已经太小了。但当你看到这条牛仔裤时，你还无法判断它的大小是否合适，需要试穿才能确定。青春期的顶叶也是如此，伴随着身体的迅速发育，顶叶无法那么准确地判断身体在空间中的匹配程度。就像孩子穿上了去年还合脚的鞋子，今年再穿上时却已经不再合脚，他们的顶叶需要更多的时间来意识到自己的身体在发育长大，从而增强对空间距离感的准确判断。

青少年可能像闯入瓷器店里的公牛，笨拙地适应着变化的身体。通过反复尝试和调整，他们才能知道自己需要多大的空间，并确保自己在这一活动范围内不会撞到名贵的瓷器商品，同时更加熟悉自己身体力量和灵活度的变化。你有多少次听到孩子大声摔门或者跺脚上楼梯？随着他们的身体不断成长，他们变得更加强壮，他们的顶叶需要对自己力量变化建立新的内部表征，以便他们学会减少用力来达到平衡。然而，这些不会在一夜之间就学会。有时他们对所需力气或空间感的大小可能会有误判。

育儿技巧：帮助青少年增强空间意识感

　　随着青春期顶叶的不断发育，青少年对周围环境的认知能力也在加强。以下几点建议可以帮助孩子增强空间意识，提高他们的空间认知技能。

　　使用地图。随着顶叶的发育，家长可以帮助孩子通过练习来提高空间认知能力。家长可以通过与孩子讨论方向感和使用地图来培养孩子的空间意识。让孩子查一查你们要去的餐馆在哪个方向，试着让孩子告诉你，从你们所在位置来看，餐馆是在东西南北的哪个方向；或者和叔叔阿姨家的位置相比，它又在哪个方向？与孩子探讨你们要如何开车去那里——大致的路线和方向是什么样的？这些方向讨论和地图使用可以帮助孩子掌握距离感，并帮助他们

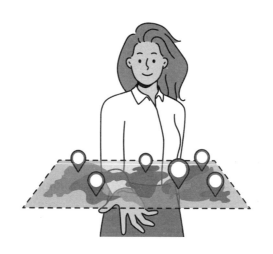

学会利用视觉记忆来记住他们目前所处的位置，以及他们需要朝什么方向走才能到达特定的目的地。

锻炼身体。参加任何体育运动都有助于青少年提升空间意识。体育运动有助于青少年提高对自己身体空间的意识，比如在体操比赛中感知平衡木在脚下的位置，或者在棒球比赛中知道如何去接球。任何类型的体育活动都可以通过重量训练、动作协调训练和力量训练来提高青少年的空间意识。

为什么青少年会让你抓狂？

对许多青少年来说，学会开车¹是他们成长过程中一个里程碑式的成就。它体现了青少年所渴望的自由和新奇，但它也可能成为父母们的心头大患，因为车祸是导致青少年受伤和死亡的主要原因。

当环境突然发生变化时，顶叶起着维持注意力或快速转移注意力的作用。想象一下，你的孩子和几个朋友正在开车出去玩的路上，他们边听音乐边聊天，突然一只鹿冲到他们车前，他们迅速踩下刹车以免发生交通事故。顶叶有助于青少年在开车时集中注意力，并在行驶过程中保持

1　在美国，16岁以上的青少年可以参加机动车驾驶证考试，但考试通过后需遵照各州的相关规定才能正式上路行驶。——译者注

专注，但闲聊容易分散他们的注意力。

如第一章所述，在大脑的发育过程中，神经元在大脑中建立连接，某些行为重复得越多，相应的大脑连接就越强、越高效。但当某些行为是全新的行为时，神经元建立的大脑连接就没有那么牢固，因此，这些行为就不太熟练。

青少年的顶叶仍在建立神经元之间的连接，来帮助青少年集中注意力和增强空间意识，这两者都是安全驾驶必备的好习惯。由于青少年是新手司机，他们的顶叶还没有建立起强大的大脑连接，因此他们在开车时容易分心。

同时处理多项任务，即在不同的活动中能够迅速转移注意力，是青少年在开车时经常会遇到的情况，而应对这种情况是需要顶叶支持的。由于顶叶在青春期时没有完全发育，青少年同时处理多项任务的能力还不成熟，因此他们在开车过程中容易分散注意力。试想你的孩子正在开车去学校的路上，他突然想到自己忘记了完成当天的作业，在那一刻，他需要一边专注开车，确保路线正确，一边思考何时才能把作业补齐。

顶叶控制着人们的空间意识感，其通过在大脑中创建各种任务的心理表征来兼顾执行多项任务，并根据执行各项任务分别所需的时间进行优先排序。这就好比在孩子们的脑海里有一组蓝色积木，代表他们已经安排好一天中的每一堂课或活动，还有一块红色积木，代表他们完成补救任务需要花费的时间。他们首先会把蓝色积木排成一排，在他们认为有足够的空间（时间）来完成这些任务的前提下，把红色积木插进这一排蓝色积木中。他们可能会尝试将红色积木插进蓝色积木的几个不同位置中，直到找到最合适的摆放位置。

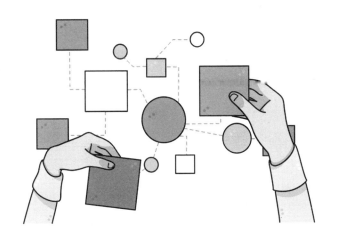

这就是空间意识发挥作用的地方，即将多项任务形象化、可视化。然而，青少年在开车时，已经耗尽了大量的空间意识。由于他们还没有完全掌握空间认知技能，在集中注意力开车去学校的同时还要思考着何时补齐作业，这两项任务让他们的大脑陷入崩溃中，导致他们开车时注意力不集中，过多地思考补作业这件事儿。

育儿技巧：如何与青少年探讨安全驾驶

许多公共安全运动警告驾驶员不要在开车时发手机短信，但是很多青少年和成人依旧会有这种危险的举动。这可能是因为人们还没有认识到开车时发短信和酒后驾车一样危险。但是随着时间的推移，相信人们会逐渐认识到这一点。青少年更有可能会分心驾驶，因为他们相信前文提到的"无敌的寓言"，即他们相信自己是绝对可靠、不会犯错的。为了降低青少年分心驾驶的风险，本书提出以下几点建议：

眼不见，心不烦，开车时要做到对手机视而不见。在开车时，即使只是听到手机响的声音，驾驶员也容易分散注意力，因为青少年特别容易分心，所以他们在开车时非常有必要加强额外的保护措施来避免分心。可以规定青少年在开车时不能使用手机，或者开车前将手机静音并放入杂物箱中——这条规定同样适用于家里的其他驾驶员。在青少年学习开车后，一定要他们牢记这一条规定，并将其作为和系安全带一样重要的安全驾驶要求来遵守，以此帮助他们养成良好的开车习惯。

限制乘客的数量。有充分的证据表明，青少年和同龄人在一起时更容易分心，与同龄人一起开车时也更容易发生车祸。为了减少这种分散注意力的情况，需要对与青少年司机一起同行的乘客人数设置一个上限。在美国，许多州政府正是出于这个原因限制了与青少年司机同行的乘客数量，读者也可以好好去了解一下相关的法律。

最初，建议孩子独自开车，经过一段时间的练习后可以增加一位乘客。试着和孩子沟通，只要他们能养成安全的驾驶习惯，他们就可以开车载更多的乘客同行。但在刚刚开始学习开车的第一年左右，需要限制他们开车时同行的乘客数量，直到他们能够进一步集中注意力和提高空间意识技能后，他们才能开车载更多的乘客。

亚历克斯（Alex）的成功案例：可怕的数学习题

亚历克斯即将进入高二，这个暑假他需要完成学校布置的一套数学题，为微积分预备课程做准备。亚历克斯不喜欢数学，他更喜欢英语和历史，因为在这些课程中他可以表达自己的想法和观点。

亚历克斯认为数学是一门很难理解的课程，而且他对自己的数学学习能力很没有信心。他整个夏天都在焦虑，写数学作业总是拖延。暑假即将结束时，他的父亲问他作业完成得如何。亚历克斯郁闷地提到他的数学作业难题。"唉，是关于单位圆的！"他哭着说。他努力地回忆上学期学习的内容，在网上查找单位圆的知识，并查阅自己的一些旧笔记。慢慢地，他回忆起该如何解决这些烦人的数学题目。然而，他仍不知道如何才能按时完成学校布置的数学习题，也无法摆脱微积分习题的阴影。

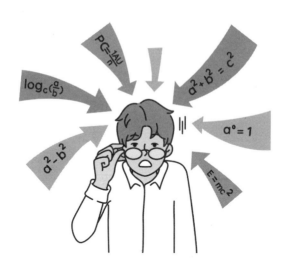

亚历克斯的父亲看到他目光涣散，问道："亚历克斯，哥们儿，你的暑假作业到底完成得怎么样了？"

"我为什么需要学习数学，我一辈子都不会用上它"亚历克斯抱怨道。

亚历克斯的父亲坐下来和儿子讲道理。父亲说，尽管单位圆的知识看起来毫无用处，但学习的过程可以帮助亚历克斯的大脑学会如何解决问题和进行批判性思考，而这些技能将使亚历克斯受用终身。"学会如何学习，是你能为自己做的最重要的事情。继续努力吧！付出一定会有回报。"

为什么上学如此重要？

孩子为何需要上学？原因有很多，而且在学校接受教育是青少年成长的重要环节。在孩子提高自身社会适应性的过程中，那些具有重要意义的成长技能都是他们在学校习得的，比如学会从他人的角度思考问题，学会处理和别人的矛盾，学会和家庭成员以外的人保持良好的关系，等等。此外，正如上一章所讨论的，学校为青少年提供了一个固定的环境，帮助他们掌握这些技能。这些技能包括学习如何从一个活动过渡到下一个活动，提高时间管理和统筹安排的能力等。

青春期也是一个自我反省和加深自我认知的时期。如本章所述，顶叶帮助孩子整理信息。要想学会学习，首先要学会处理和整合各种各样的信息。鉴于顶叶和额叶一样，在青春期仍处于发育阶段且很容易受到外界的影响，而学校又是青少年掌握各种技能和学习如何进行批判性思考的重要场所，要知道，掌握这些技能和学会这些思考方法对他们的未来是大有裨益的，因此在学校接受教育非常重要。

许多孩子无法理解开设微积分预科课程或阅读莎士比亚著作的意义。虽然他们日后不一定会用到这些信息（除非他们日后从事这些专业领域的工作），但学习这些课程可以让他们学会如何学习，这些学习技能可以让他们受用终身。学校的教育可以帮助青少年开发大脑的学习能力、批判性思考的能力、推理和解决问题的能力等。当青少年在努力理解莎士比亚的著作时，他们的顶叶建立起了大脑之间的连接，可以帮助他们训练抽象思维和进行批判性思考，以及学习如何从他人的角度出发看待问题，进而培养他们的同理心。

学校的教育也会教孩子学会抗压，以及如何在不安、沮丧或无聊的时候管理好自己的情绪。学校还会帮助孩子掌握学习的技能，以及如何根据自己的需求创造学习环境。例如，孩子在专注学习时，是希望有噪声陪伴还是需要绝对的安静？这种对个人学习风格的了解有助于青少年表达自己的个性化需求。

育儿技巧：为青少年创造条件获得成功

不断学习新的知识对青少年来说非常有意义，这有助于促进他们的大脑发育，刺激新的大脑连接。然而，学习动力不足或者容易分心等障碍都会妨碍学习。以下几个建议可以帮助青少年提高学习的计划性，改正他们喜欢拖延的不良习惯。

创造一个专属于学习的物理空间。在家里打造一个专属于学习的空间，这样孩子一进入这片学习区域或空间就知道自己应该在里面做作业。另外，为孩子准备一个计划本，让他们养成习惯，记录下完成作业和其他任务的截止日期。也可以给孩子准备一个白板或大挂历，这种具有直观视觉效果的工具对孩子也很有帮助。

将旧文件和以前的作业单独整理归档也很有益处，这样孩子就可以让日常使用的文件夹保持干净整洁，并能及时清理不再需要的文件。为孩子准备一些整理归档用的工具，例如一个小的文件盒，可以帮助孩子随时把文件归档到盒子里，需要使用时也可以轻松取出来。

10 分钟集中注意力法则。万事开头难，很多孩子往往在做作业或复习考试的最开始不知所措，无从起笔。家长可以给他们设置一个 10 分钟的计时器，规则是在计时器停止之前，他们必须保持专注，不能分心。

例如，当他们开始做数学题时，如果他们突然收到手机短信或感到口渴，他们就会分心。当他们分心后重新回到作业上时，他们可能会一次又一次陷入无法起笔、无法继续做作业的状态。也可以鼓励孩子试着列出在这 10 分钟内最容易让他们分心的事情清单。在计时器倒计时停止后，他们才可以去处理自己的紧急生理需求，比如去卜厕所或吃东西。否则，他们需要继续坚持去完成任务，不得分心，在需要的时候使用这个记录"分心任务清单"的方法可以帮助他们集中注意力，一直到他们完成作业为止。

在结束一天的学习任务后，让孩子留出一个固定的时间看看自己列出的"分心任务清单"，然后去处理每一件事情，比如给朋友回复短信或订购音乐会的门票。设定这样的时间段可以帮助孩子进入良好的学习状态，尽量避免分心，有助于提高孩子的注意力、不断进步。它还可以帮助孩子认识到，虽然让人分心的事情看起来很紧迫，但大多数事情其实并不紧急，这种紧急感只是暂时的。

应对风险：远离毒品和酒精

顶叶充当着青少年与外界环境之间的保护屏障，特别是那些与触摸、味觉、疼痛、温度和身体姿势有关的新感觉。当青少年寻求新的体验时，他们可能会探索改变这些感觉的方法，例如通过喝酒使身体麻醉而让人感到放松。

虽然对于成人来说，适度接触酒精可能会让人感到愉快，但青少年长期或过度摄入酒精通常会带来严重的后果。美国国家酒精滥用和酒精中毒研究所（National Institute on Alcohol Abuse and Alcoholism）的研究报告称，一部分美国高中生可能喝过酒。但让人欣慰的是，美国国家卫生研究院的报告称，暴饮（在两小时内，男性平均喝五杯，女性平均喝四杯）的情况在美国青少年中并不太常见，相反，更多的青少年会少量饮酒或不饮酒。

事实上，青少年大量饮酒不利于大脑发育。过度饮酒可能导致额叶变小，并使青春期正在发育的大脑各个部位之间的连接减少。青少年长期大量饮酒会使他们出现许多认知障碍，包括注意力不集中、记忆困难和容易冲动等。

饮酒对青少年的大脑造成的损害最初是可恢复的。美国酗酒研究协会（Research Society on Alcoholism）发现，短期酗酒的青少年与没有酗酒的青少年的大脑健康状况一致。虽然青少年的大脑最初可能免受酒精的毒性影响，但青少年因酒精中毒造成的后果却无法保护他们的安全。正如前一章所述，青少年容易去冒险，而酒精容易减弱人的判断力和对潜在危险的感知，使得青少年更加容易去冒险，从而增加他们受伤害的风险。

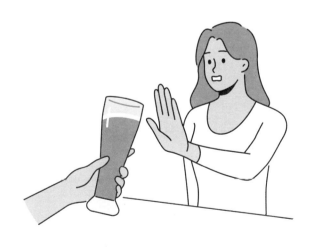

有证据表明，大麻会增加青少年患抑郁症和产生自杀念头的风险。和饮酒一样，青少年持续吸食大麻会对他们大脑的发育和生长不利，导致他们的认知功能下降，包括丧失记忆力、减弱注意力和丧失批判性思维等。

此外，由于大麻会与大脑中容易引起幻觉的活动相互作用，那些有精神病倾向和遗传风险的青少年在吸食大麻后更容易患上精神病。其他毒品，包括阿片类物质、可卡因和亚甲基二氧甲基苯丙胺（俗称"摇头丸"），会对人们，尤其是青少年产生更加严重的伤害，因为这些物质会对他们的大脑造成严重的伤害且容易让他们吸食成瘾。更具体地说，阿片类物质极易上瘾，会增加过量吸食和死亡的风险。

《美国医学会杂志》（Journal of the American Medical Association）上的一项研究报告称，1999 年至 2016 年期间，与海洛因有关的青少年死亡率增加了 400% 以上，增长速度惊人。2021 年发表在《成瘾性疾病杂志》（Journal of Addictive Diseases）的一项研究表明，尽管最近的数据表明美国青少年滥用阿片类物质的情况有所减少，但过量吸食的情况仍在继续增加。这表明，即使青少年只是尝试接触阿片类物质，而且接触的机会不多，他们过量服用的风险也依旧在增加。青少年吸食可卡因会导致学习困难，而青少年服用摇头丸则会对他们的情绪、行为和认知功能产生长期影响。

总而言之，长期过度饮酒和吸食大麻对青少年的大脑发育是有害的，因为这些行为影响了大脑的正常发育。仅仅尝试一次阿片类物质、可卡因或摇头丸都可能导致致命的后果。家长应关注青少年为何要吸食毒品类物质，并注意这些物质是否被他们用来管理困难情绪，因为接触这些物质可能会对他们造成心理伤害。

育儿技巧：如何帮助青少年避免物质滥用

鉴于青少年对冒险行为的承受力和期待值更高，仅仅与他们探讨某些行为的风险，如物质滥用，不太会对他们产生威慑力。然而，以下几点可以帮助青少年，让他们在接触这类容易上瘾的物质时做出正确的决定。

帮助青少年树立正确的认知。提醒孩子，虽然有些成人会喝酒，但适度饮酒对成人的大脑没有太大的影响，同样的饮酒量却对青少年大脑的发育有害。

给青少年提供事实依据，介绍物质滥用对青少年大脑的影响，解释物质滥用带来的长期后果，以及这些后果可能会在他们成年后有持续存在的风险。通过恐吓的方式来教育青少年不要滥用物质并不奏效，所以你的目标是向青少年灌输知识，而不是灌输恐惧。

帮助青少年积极应对。 无法应对困难的情绪往往是导致少数人物质滥用的原因之一。帮助孩子树立信心，让他们相信自己能够容忍和应对困难情绪，这样可以减少或避免他们求助易成瘾的物质来使情绪麻木。父母需要做的是去接受孩子的情绪，帮助他们了解情绪来了也会消去，压力不会一直这样持续下去，这样可以为他们提供一个范本，培养他们正确应对情绪的技能，而不是通过物质滥用来压抑情绪。

引导青少年培养健康的同伴关系。 同伴之间的影响与青少年使用或者滥用物质密切相关。父母需要留意那些有助于孩子建立良好的同伴关系的机会，例如让孩子加入运动队、学校社团、周末志愿活动或参加兼职工作等，这些活动有助于孩子建立有意义的同伴关系，这类同伴关系不会讨论物质滥用这些话题。如果同伴关系是以获得成功为目标导向，例如赢得体育比赛或表演校园戏剧，孩子也不太会去滥用物质，因为这些物质会阻碍他们实现目标和正确管理情绪。

顶叶受损的影响

顶叶位于额叶的正后方，所以它的位置更深，不易受到头部正面撞击的伤害，但它并不是坚不可摧的。顶叶受损最常见的原因是车祸和枪伤。顶叶损伤产生的影响和后果主要取决于顶叶的哪一部分受损。与额叶相比，顶叶管理着人们更加基本的动作和行为，因此一个人顶叶受损可能导致他在日常生活中出现更多的功能性障碍。

由于顶叶涉及感觉信息，其损伤可能导致身体感觉功能受限。例如，一个人的顶叶如果受损，他可能无法判断物体的表面是热的还是冷的，或者在运动协调方面有困难，如踢足球。顶叶还在视觉处理中发挥作用，特别是深度知觉，可能会受到大脑损伤的影响。深度知觉对于开车等活动很重要。顶叶受损还可能导致人们难以计划有目的的动作和行为，例如伸手取一杯水，或者在处理阅读中的视觉信息或辨认单词中的某些字母时出现视觉障碍。

顶叶的左侧专门负责语言功能的发展，顶叶受损的人往往有写作困难和语言障碍，包括说话时存在用词困难和发音困难等。顶叶两侧都受损的人可能会在执行以前学过的动作时出现问题，如在早上穿衣服或系鞋带时出现困难。在一些严重的情况下，顶叶受损可能导致一个人在无意中忽略了自己或环境的某一侧，比如没有注意到餐盘一侧的食物，只给脸的一侧化妆，或者无法看到仅位于其视觉半球一侧的物体。

宾娜（Binna）的成功案例：失眠引起的物质滥用

宾娜是家里五个兄弟姐妹中最大的孩子，她在五岁时随父母移居美国。宾娜的父母一直向孩子们灌输不断奋斗的职业观，并对孩子们的学业成绩有着很高的要求。宾娜是个好学生，也很喜欢上学，但当她进入高三开始考虑申请大学时，由于对自己的未来过于担忧，她常常在晚上难以入睡。宾娜在白天感到越来越疲惫，迫切想找到一个解决失眠的办法，这样她才可以在学校里继续保持良好的状态。

宾娜向一位朋友倾诉了她的失眠问题，这位朋友建议她在睡前吸食大麻来帮助自己放松。宾娜在第二个周末和朋友一起尝试了一小口，她发现大麻有舒缓压力的作用，很快她每晚都带着吸食装置偷偷溜出去。有一天晚上宾娜的弟弟发现了她在吸食大麻，立刻跑去告诉了父母。当被父母问及此事时，宾娜感到羞愧且尴尬。她试图向父母解释，因为找不到任何其他的助眠方式，她感到很绝望。

她的父母刚开始很生气，也很无助。他们不知道女儿是如何开始物质滥用的，还担心女儿是否还沾上了其他毒品。他们把事情想象得越来越糟糕，直到他们能够平静下来与宾娜谈论她的失眠问题。

宾娜的家人联系上了她的辅导员，辅导员给他们介绍

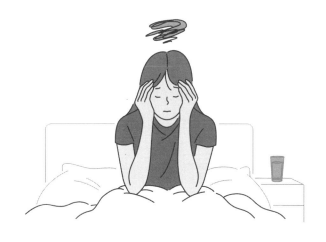

　了当地的治疗师。治疗师每周与宾娜见面，教她一些放松技巧和其他应对方法来管理自己的情绪，并教她如何在不依赖物质的情况下应对睡眠困难。慢慢地，宾娜恢复到了她以前的睡眠状态。当她再次出现睡眠困难时，她会回顾自己在治疗中学到的应对技巧，并对自己能够帮助自己解决问题充满了信心。

　　宾娜的父母也开始有意地给她腾出个人空间，让她自己去探索情绪，但同时也定期检查她的睡眠习惯和面对压力的情况。这场意外虽然给家庭带来了暂时的压力，但最终让宾娜和她的父母更加亲近了。宾娜现在更愿意表达她的焦虑和担忧，积极寻求帮助，而不再认为她需要自己独自面对一切挑战。

本章要点

本章介绍了顶叶。顶叶又被称为"感觉中转站"，它有很多功能，从整合感觉到协调运动，再到集中注意力和学会学习。此外，本章还介绍了青少年的顶叶正在发育的特性是如何影响青少年的行为的。

（1）由于青少年的顶叶在持续发育中，青少年可能会经历一个笨手笨脚的阶段。青少年的空间意识和运动机能未发育完善，这使得他们无法准确预测需要多大的力气来关冰箱或如何协调身体来投篮。青少年练习得越多，就越能加强大脑连接，提高身体协调性和精细运动能力。使用地图和训练方向感也有助于提高青少年的空间意识。

（2）空间意识、专注力和同时处理多项任务的能力都是由顶叶支配的，这些能力对于安全驾驶极为重要。开车技术不熟练、同车的朋友容易造成影响以及大脑仍处于发育之中，这些因素都容易导致具有驾驶资格的青少年在开车时分心，造成危险。因此，在青少年的空间意识和专注力发育成熟之前，家长应努力将他们车内的干扰系数降至最低。

（3）学会学习是学校教育的一项重要成果。虽然孩子可能会抵触某些作业，或总是抱怨某些课程没有实用性，但家长要提醒他们，学校教育有助于大脑的发育，能使他们受益终身。

（4）青少年渴望寻求新的体验，这可能会导致他们滥用物质来寻求感觉刺激。青少年接触易成瘾物质可能是出于好奇心，但家长更需要留意他们物质滥用的其他原因，必要时，带他们去咨询专业人士。

（5）顶叶受损会影响一个人的日常生活功能，包括有意识的运动、语言、视觉感知和感官体验等，还可能影响一个人的专注力或在必要时迅速转移注意力的能力。

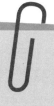

育儿手记

你饮尽我们给你的爱／就转身离开我们了／你有你的游戏、你的玩伴／如果你没有时间和我们在一起／或者你不曾想到我们／那又有什么伤害呢？

——泰戈尔《礼物》

第三章

颞叶和枕叶：情绪管理站

如何帮助青少年管理情绪和压力？

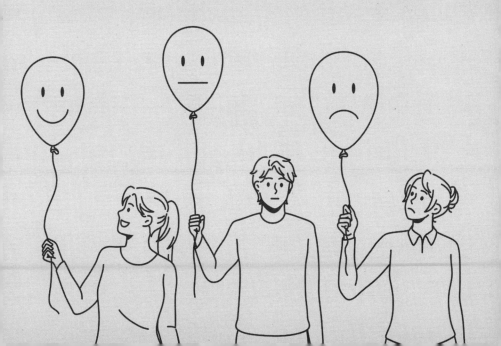

在这一章中，我们来介绍大脑的最后两个脑叶：颞叶和枕叶。这两个脑叶负责处理与情绪、语言和记忆，以及听觉和视觉相关的信息。颞叶与顶叶和额叶相邻，包含了被称为边缘系统的情绪管理中心。颞叶还包含语言处理中心，帮助我们理解和掌握口头语言。此外，颞叶还包含海马，海马是学习和长时记忆的信息存储中心。

枕叶就在颞叶的隔壁，位于大脑后部，在颈背部上方。初级视觉皮质就在枕叶里，枕叶也是我们处理大部分视觉信息的地方。枕叶帮助我们判断高度、距离，观察颜色，并扫视动作，还帮助我们识别物体和熟悉的面孔。

正如我们前面讨论的，青少年的大脑正感受到一股强烈的情绪冲击，并在学习如何管理这些不断增强的情绪，这在很大程度上归因于颞叶中情绪管理中心的发育。颞叶帮助我们管理情绪，尤其是与恐惧和焦虑有关的情绪。

颞叶还帮助我们通过管理情绪来了解世界，例如，是什么使我们感到好奇、兴奋、害怕或厌恶？在我们决定人生的下一步时，良好的情绪才有助于我们做出正确的决定。我们的生活也依赖颞叶的情绪管理中心和额叶的决策管理中心之间建立的连接。而由于这种连接在青春期还没有完全建立起来，因此青少年往往会做出一些任性和出乎意料的决定。

在本章中，你将了解到：

（1）枕叶和颞叶如何支配青少年使用社交媒体的行为，以及家长应如何引导孩子正确使用社交媒体软件。

（2）颞叶如何管理青少年波动的情绪，以及家长应该如何帮助孩子理解和表达自己的感受。

（3）枕叶和颞叶如何感受音乐会和电子游戏这类娱乐活动带来的快乐，以及家长应该如何融入孩子的兴趣爱好和娱乐活动中去。

（4）青少年的颞叶中压力的来源有哪些，以及促进青少年心理健康的方法有哪些。

（5）颞叶在青少年认知自己的性取向和建立性别认同感中发挥的作用有哪些，以及家长应该如何和孩子探讨这些问题，指导孩子正确了解性知识。

（6）什么情况下颞叶或枕叶会受损，以及受损带来的潜在后果有哪些。

拉尔斯（Lars）和雅各布（Jacob）的成功案例：社交媒体狂热症

　　我第一次见到雅各布和他的弟弟拉尔斯是在与他们父母进行的一次家庭治疗过程中。他们的父母对两个儿子的心理状况有些担忧，特别是对雅各布，因为他变得越来越孤僻和不合群。兄弟俩抱怨说，他们的父母给了他们太多的压力，压得他们喘不过气来，也不信任他们。雅各布说，他觉得自己快被朋友们抛弃了，因为父母一直不允许他使用手机。

　　他们的父母起初观念是非常保守的，担心他们使用手机会上瘾。由于他们不遵守使用手机的时间限制，他们的父母别无选择，只能在他们的手机中安装软件来限制他们使用手机。因此他们的家庭气氛紧张到前所未有的地步，

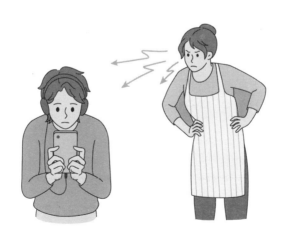

如何帮助青少年管理情绪和压力？

大家互不相让，无法达成共识，迟迟无法解决问题。

　　在接下来的心理辅导过程中，我们努力促使这个家庭增强凝聚力，重塑家庭成员之间的信任感。雅各布和拉尔斯制订了一个慢慢从父母手中赢回手机使用权的计划，他们的父母也同样制订了一个计划，希望重新赢得两个孩子的尊重。我鼓励他们的父母学会体谅两个孩子想与同龄人社交和保持联系的需求，尽管他们的父母无法理解他们想要频繁使用高科技产品的欲望。

　　在治疗过程中需要平衡的是，既要考虑到两个孩子的学习责任重大，同时又要考虑到他们随时想要查看手机的欲望。在心理辅导结束时，这家人意识到，信任、隐私、联系、界限和尊重是融合在一起的。他们发现家庭中的每个人都希望自己可以信任别人并被别人信任，也希望彼此之间能够交心。

社交媒体与自我表达

　　青少年似乎每天都沉迷于智能手机，手机里面包含着庞大的社交网络和文化时尚信息。良好的同伴关系在青春期非常重要，而社交媒体提供了发展和维系同伴关系的主要途径。青少年颞叶中的边缘系统还未发育成熟，这让青少年对来自他人的评价和判断过于敏感，正因如此，他们才总忍不住去频繁查看手机消息，希望获取来自同伴的反馈。

手机为青少年提供了信息，帮助他们认识自我，并认清自己的个性。然而，青少年沉迷于社交网络往往会导致严重的后果，包括由于攀比而变得不自信或对自我形象感到羞愧等。社交媒体充斥着不切实际的照片，这些照片经过了修图、加滤镜和重新编辑，违背了人类生理学定律，营造出扭曲的审美观。

如今，青少年大多通过视觉媒体展现自我。青少年在观看社交媒体上一些简短且个性化的视频时，他们枕叶的视觉皮质特别容易受到刺激。社交媒体为青少年提供了很多选择，让他们将不同的滤镜和各种有创意的修图应用到自己的形象或周围的环境中去，帮助他们扮演各种角色、

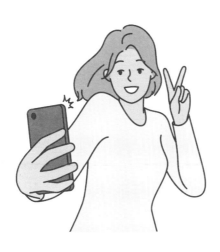

尝试各种风格。每当青少年自拍或拍摄自己的视频时，他们都在塑造一个全新的身份，并在和同龄人分享，希望得到同伴的认可。

社交媒体还可以帮助青少年与他人进行持续的在线交流，增加自身的归属感，并且不需要与他人近距离接触。有关大脑成像的研究表明，当青少年发布自己的照片并受到同龄人的极大关注时，他们的颞叶和枕叶就会被激活。当他们的自我表达得到同龄人的接受和认可时，他们的情绪反应会更加强烈，他们也会更加关注自己的形象。

当青少年感到孤单时，他们更愿意使用社交媒体，这表明社交媒体不仅仅是一种娱乐形式，也是一种重要的社交形式。《应用发展心理学杂志》（*Journal of Applied Developmental Psychology*）上的一项研究表明，自尊心较低的青少年更有可能在社交媒体上过度暴露自己的亲密情感或自己感知到的个人弱点，以寻求他人的反馈和支持。但是为了获得自我肯定，除了在社交媒体进行自我表达之外，青少年更有必要学习一些技巧来应对不时之需。

育儿技巧：与青少年讨论如何正确使用社交媒体

社交媒体是我们生活中的一部分，对青少年的生活尤为重要。作为父母，我们需要认识到社交媒体在青少年的社交生活中的重要作用，同时鼓励他们正确认识社交媒体如何影响着自己的生活，无论是积极的层面还是消极的层面都会有所影响。

保持好奇。虽然父母不太能完全跟上青少年的节奏，很难了解他们正在使用的所有应用程序，但重要的是，父母要能够参与其中，或多或少了解孩子是如何通过互联网与别人交流的。父母通过安插软件等技术手段来限制孩子使用手机的方法并不奏效，相反，它会使得家庭氛围更加紧张。

父母可以带着好奇心与孩子讨论他们都在使用哪些应用程序以及他们是如何使用这些应用程序的。可以和他们重点探讨以下内容：他们通常喜欢分享哪些信息以及他们将这些信息都分享给了谁？他们在现实生活中是否认识这些网友？他们使用社交媒体后的感受如何？他们是否缺乏安全感或者产生不舒服的感觉？

提醒孩子，一旦他们通过社交媒体分享了信息，他们就无法控制谁能看到这些信息。另外，告诉他们，他们在社交媒体上看到的东西并不都是真实的——当他们把自己的照片和网红的照片进行比较时，就像把苹果和橘子进行比较一样，非常没有必要。

提高正念。青少年如果对自己或自己的情绪、行为和想法有深刻的认识，并持肯定的态度，那他们就不太可能通过使用社交媒体来应对负面情绪。父母可以和孩子一起进行深呼吸或渐进式肌肉放松的练习，采取更积极健康的手段来保持正念。

鼓励你的孩子 STOP：停下来（stop），深呼吸（take a breath），观察（observe）自己的感受，在评估和自我检查后继续（proceed）。这个方法来自一种被称为正念减压的方法，有助于提高自我认知，帮助青少年在使用社交媒体时做出正确的决策。

树立榜样。成人同样会对使用手机上瘾，虽然你可能只是在查看电子邮件，而不是和朋友在社交软件上聊天，但孩子会认为这两件事是一样的。当孩子看到你在玩手机时，他们也会允许自己玩手机。因此成人也需要限制自己使用手机的时间，特别是在吃饭和睡觉时限制使用手机。

尽量多陪伴孩子。这并不意味着你不能在孩子面前查看电子邮件或发短信，只是你需要优先考虑陪伴孩子。你可以问问孩子今天过得如何或者让他们帮你一起准备晚餐。和家人在一起时，尽量不要使用手机。

青少年的情绪像过山车一样起伏不定

在第一章中，我们介绍过额叶，并讨论了青少年的个性发展，包括你可能察觉到的青少年的情绪波动，以及这些情绪波动与他们大脑的不同部位的发育速度有关。颞叶中的边缘系统是大脑产生情绪的动力源泉，它与额叶相邻，而额叶有助于做出谨慎的决定。因此这意味着一个人的批判性思维能力和情绪控制能力都有助于他做出正确的决定。

假设你的孩子与朋友吵架了，回家后心烦意乱，告诉你他们闹翻了。而就在前一天晚上他们还在电话里有说有笑聊了几个小时，直到你强制要求他们关机睡觉，他与朋友才挂掉电话。从你的角度来看，这发生得很突然，你会鼓励孩子花点时间重新考虑这个决定。

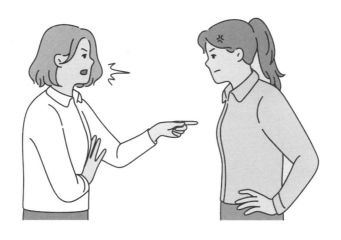

在你向孩子提出这个建议时，你大脑中额叶和颞叶之间已经建立了良好的连接。作为成人，在你的大脑中，

这些脑叶已经能很好地相互配合，因此你能够做出慎重的决定，你也能考虑到孩子因为与朋友闹翻感受到的伤害和痛苦，同时也评估到这种痛苦只是暂时的。这些因素使你意识到，争吵结束后经过反思，你的孩子会为与朋友闹翻感到后悔。但由于青少年大脑不同部位之间的连接仍在建立之中，他们往往根据自己当下的感受做出冲动的决定。这可能会使你难以理解他们多变的情绪和摇摆的决定。

边缘系统还包含海马，而海马涉及记忆功能。这就是为什么我们的许多记忆都与情绪有关——我们更容易记住那些让我们感到振奋或沮丧的事情。这也有助于青少年从各种事件和人际关系中获得感悟，帮助他们形成世界观。理解和回忆某些事情或某个人给我们带来的感受，有助于我们做出趋利避害的决定。

由于青少年的颞叶仍在发育，他们正在提高自我反思的能力，并利用他们所学的知识做出更好的决定。在此前的吵架故事中，孩子的大脑不仅无法管好自己的情绪，也无法调动有助于做出正确决定的记忆，而且他们拥有的经验也比成人少得多，这使得可供他们反思的记忆和经验更少。这就是为什么青少年经常根据当下的情绪做决定，满足于获得即时回报或宽慰。

育儿技巧：帮助青少年理解和表达情绪

把情绪写下来。当我们的情绪处于激动状态时，我们便无法理性地去思考问题。我们很难说清楚自己的真实感受，更别说为什么会产生这种感受了。对青少年来说更是如此，因为他们大脑中的情绪中枢与批判性思维中心仍处于发育阶段。如果你试着问他们"你怎么了？"他们却不知所措，也难以表达清楚自己的想法，那么你可以拿出笔和纸，建议他们悄悄写下日记来梳理情绪。

写作有助于将注意力从情绪更活跃的边缘系统转移到语言更活跃的额叶和颞叶部位。青少年可以写下任何积压在心里的想法，这有助于他们重新评估自己的情绪，或许他们可以更清楚地了解是什么触发了他们的情绪。帮助孩子记录下他们的情绪，有助于提高他们的情商，帮助他们在思考问题时从受情绪支配为主的状态逐渐过渡到以批判性思维为主的状态中。

自我反思。作为家长，你是如何理解和表达自己的情绪的？我们都是通过观察别人的行为来学习如何处世的，所以青少年表达情绪的方式最容易受他们家庭成员的情绪表达方式的影响。你是如何处理家庭矛盾的？是公开争吵，还是关起门来冷战？

想一想，家长该如何在化解矛盾方面为孩子做出榜样。

如果孩子没有见过如何通过正确的方式来应对和表达消极情绪，他们有可能会将自己的感受内化，而不是找人倾诉，结果他们内心闷闷不乐的情绪会从别处流露出来，从而导致焦虑、抑郁、自卑或者不正常的饮食习惯。或者，他们可能会通过语言或者身体的攻击、叛逆和其他破坏行为来表达和发泄他们内心的压抑情绪。

家长首先应该从认识自己的情绪表达方式开始。问一问自己为什么会对某些情况做出不合理的反应。你会以愤怒和悲伤来应对孤独吗？当你感到不知所措时，你是想寻求别人的帮助，还是倾向于拒绝别人的好意？这仅仅是进行自我反思的几个示例问题。你可以通过这样的反思来了解并调整自己的情绪表达方式，也可以考虑寻求专业帮助来指导自己管理情绪。

西蒙（Simon）的成功案例：勇于面对未知

一位名叫西蒙的高中生因社交焦虑和家庭问题来找我。我很快了解到他的母亲因为患有癌症经常需要去外地治疗，他的父亲要陪同母亲进行治疗。西蒙家离祖父母家很近，所以当他的父母外出看病时，他就住在祖父母那里。但他的祖父母的母语不是英语，出生在美国的西蒙又无法流利地使用祖父母的母语，这使得他们的交流非常有限。

西蒙经常在社交场合对自己感到不自信，并且十分担心母亲的病情。他不想给家人增添负担，但他觉得自己无人可以倾诉。有一次，我们尝试了一些不同寻常的治疗方法——我把办公室变成了一间瑜伽教室。西蒙从来没有做过瑜伽，最初他很抗拒，但他表示如果我愿意和他一起做的话，他可以尝试一下。瑜伽让西蒙用运动和呼吸代替语言表达去释放身体的压力。他学会保持住那些让他感到身体不适的姿势，并学会将注意力集中在呼吸上，借此克服身体的不适感。

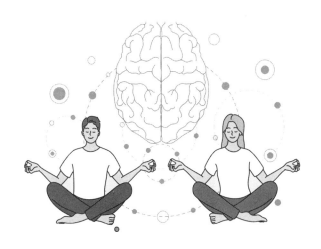

　　西蒙很快把他的瑜伽练习带回了家里，当感到焦虑时他就会做瑜伽。当他思绪万千时，他就运用我教给他的认知行为技巧来缓解他在社交场合的焦虑感和自我怀疑情

如何帮助青少年管理情绪和压力？

绪。我和西蒙一起尝试瑜伽练习的经历让西蒙相信他有能力去应对生活中的未知，也给他未来的人生留下了持久的印记。

喧闹的音乐和电子游戏背后的科学理论

当你播放一段最喜欢的音乐或者跟着音乐大声唱出来时，你是否注意到你的情绪发生了变化？也许你会跟着音乐节奏摇头或踏脚。自人类起源以来，音乐就一直是人类生活中不可或缺的一部分。音乐本身就是令人愉悦的。神经影像学研究表明，当我们听到音乐时，大脑中处理声音

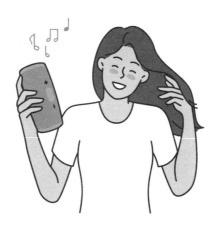

解码青少年脑发育
如何正面管教十几岁孩子

的部分，也就是颞叶的听皮质与颞叶的情绪管理中心会一起被激活。聆听我们喜欢的音乐会引起积极的情绪反应，大脑的奖励系统会被激活并释放神经递质多巴胺。

如前所述，青少年对获得奖励格外敏感，事实上，因为青少年的大脑喜欢寻求能促进他们独立的新体验，因此他们比成人更渴望寻求能够获得奖励的经历。正是因为音乐与情绪和大脑奖励系统密切相关，青少年受到音乐的影响很深。

出于各种原因，青少年对喧闹的音乐特别感兴趣。你是否曾经要求孩子把音乐声音关小一点？也许你甚至还和他们争论过，如果他们继续把音量开这么大，可能会导致他们听力减退。但是请记住，青少年喜欢冒险，所以仅仅和他们解释音量太大会带来的后果不太可能让他们妥协。这不一定是因为他们想故意违抗你，而是因为他们相信自己是战无不胜的，而且他们还没能形成较为成熟的批判性思维。

此外，喧闹的音乐可以通过压制其他感官来避免青少年分心。我们的大脑每次只能处理有限的信息。这就是为什么当你在一个拥挤的房间里，有很多人在你周围聊天时，你并没有在听所有人的对话。相反，你的大脑会把注意力集中在你和身边的人的对话上，这被称为"鸡尾酒会效应"。青少年的颞叶也在以同样的方式运作，因此，他们会用响亮的音乐来抵御外界的其他干扰。这是青少年寻求新奇体验的另一种方式，即测试他们到底能适应听多大的音量，另外还有一个好处是音乐本身就能让大脑感到愉悦。

电子游戏也同样能让青少年感到快乐，因为电子游戏的内容里蕴含了丰富的情绪，例如击退敌人或创造一个新世界。在玩电子游戏时，青少年的颞叶处于持续的兴奋状态，他们的情绪会随着电子游戏的快节奏而不断变化。在一些游戏中，部分乐趣就在于玩家要么在与别人竞争，要么在与时间赛跑，这就创造了一个兴奋而刺激的环境。

电子游戏在视觉上非常刺激，位于青少年枕叶的初级视觉皮质因需要处理大量的视觉信息而不断被激活。电子游戏需要人们用视觉扫视信息：哪里有潜在的威胁？获得奖品和奖励的最佳路线怎么走？

要注意的是，玩电子游戏非常容易上瘾，因为它会产生神经递质多巴胺，让人感到快乐。大量的研究表明，青少年玩电子游戏非常容易上瘾，因为他们的多巴胺奖励系统高度敏感，并且他们没有足够的能力控制自己的冲动行为。因此，父母需要注意为孩子设置玩电子游戏的时间限制。

人们往往会忽略压力带来的威胁

产生压力和焦虑是由于颞叶被激活，特别是边缘系统被激活。由于颞叶在青春期仍在发育，青少年的大脑比成人的大脑更容易受到压力带来的影响。首先，让我们来了解下我们的身体和大脑是如何应对压力的。当我们感受到压力时，例如截止日期到了却没有按时完成任务，或者开车行驶在拥堵的道路上，我们的身体就会释放荷尔蒙来激活"战斗、逃跑或原地不动"的应激反应。简而言之，这是我们身体的一种保护性反应，帮助我们与压力共存。然而，荷尔蒙帮助我们释放压力的同时也会影响我们的大脑，并且青少年的大脑对应激激素的敏感度比成人的大脑要高。

慢性压力是指在很长一段时间内没有被阻断或没有得到缓解的压力，它与支配情绪的边缘系统的高度敏感性有关。随着慢性压力的长期积累，边缘系统对很小的压力也会变得非常敏感。我们可以把边缘系统想象成一个敏感的烟雾探测器：正常的烟雾探测器遇到真正的火灾才会发出警报声，而这个敏感的烟雾探测器遇到被烧焦的吐司就会报警。这个敏感的烟雾探测器对可能造成火灾的潜在威胁非常敏感，因此它在遇到非常小的潜在威胁时就会发出警报。

此外，与成人相比，青少年的边缘系统保持敏感的时间更长。青少年的大脑在受到压力带来的刺激后需要比成人花更久的时间才能恢复到原先没有压力的状态。青少年大脑的边缘系统可能从开始接触到很小的压力一直到压力得到缓解之后很长一段时间，都还持续具有高敏感性。正由于青少年的大脑仍在发育并且遇到压力时更加敏感，因此特定的大脑部位遇到压力后，对青少年产生长期影响的风险会增加。

研究表明，慢性压力会减弱青少年大脑颞叶的记忆储存功能，即海马的功能，导致学习能力减弱和注意力下降。颞叶的变化也与不断增加的抑郁和焦虑有关，因为颞叶控制着青少年调节情绪的能力。由于颞叶和额叶之间紧密相连，而额叶管理着许多认知功能，包括做决策、做规划和做判断等，因此，额叶也对青春期的慢性压力很敏感。

值得高兴的是，在青春期及以后的人生中，人们没有必要也不可能完全避免压力。青少年需要学习如何承受和面对压力，这样就不会对他们的大脑功能造成长期的损害。当青少年处于慢性压力之中时，他们可能会遭受压力造成的长期损害。导致青少年遭受慢性压力的来源主要包括歧视、贫困、食物匮乏、环境危险以及遭受虐待、忽视和暴力等。

然而，任何给人们带来持续和长久的压力来源都被认为是慢性压力源。健康的饮食和运动可以预防慢性压力带来的负面影响，更重要的是，家长要帮助孩子学习如何去表达和应对压力，为他们提供一些应对技巧，让他们感受到其面对的压力都是可控的。

育儿技巧：如何与青少年探讨心理健康问题

当孩子身体不舒服时，家长会去量一下孩子的体温看看是否发热。同样，家长也应高度重视孩子的心理健康问题，及时观察他们是否有遇到心理压力的征兆。和青春期的孩子探讨心理健康这个话题有时候很难开口，以下是一些小技巧，可以帮助家长打开话题。

理解情绪，确认情绪，化解情绪。 让孩子知道，焦虑和抑郁的情绪都是正常的，每个人都会时不时碰到这些情绪。要让孩子知道，他们现在感受到的情绪都是正常且合理的。与孩子谈话时，你需要设定好谈话的基调，那就是你非常愿意倾听他的感受，你要去创造良好的氛围，鼓励他在感到不知所措时主动向你寻求帮助。

要做到这一点，首先你需要对自己进行反思，在为孩子提供情绪辅导之前，你自己是否有能力平复和管理好自己的情绪。记住，情绪没有"好坏之分"，只有"令人愉快或不愉快"。努力接受自己和孩子的所有情绪，这样你们才能进行坦诚的对话。

学会在合适的时机寻求外力的帮助。 青少年在需要时主动寻求家长的帮助很重要，但同时和家长保持一定的界限、将某些感受留给自己也很重要。家长不要被孩子的这种需求吓到，如果孩子觉得需要保护自己的隐私，家长也不要窥探太多。青少年需要在自己和家人之间保持一定的距离，形成自己的性格特色。你的孩子不需要把所有事情都告诉你，但这并不意味着他在欺骗你。

如果孩子需要在这种与家人保持界限的情况下诉说和释放压力，那么寻求外部专业人士的帮助是最好的选择。你需要明白孩子何时需要专业人士的帮助。如果孩子的情绪和行为已经干扰到他们的日常生活，例如他们的睡眠、食欲、社交或成绩发生了显著的变化，这时就可能需要请专业人士来帮忙了。如果你发现孩子出现了伤害自己或他人的想法，这时必须立刻寻求专业人士的帮助。

如何帮助青少年正确对待与"性"相关的问题

青春期是一个极为重要的人生阶段，青少年对自我身份的认知就是逐渐性成熟的过程。

正确对待与"性"相关的问题，不仅仅是让青少年了解他们会被谁吸引，同时也是让他们学习新的社交技能。由于这些新的社交技能一开始会让青少年有点不知所措，因此他们在尝试这些新技能时会显得过于局促。

此外，青少年正在学会体验和控制新的情绪，当他们看到和想到自己的爱慕对象或者在数学课上时刻思念新同学时，他们会心跳加速，脸色潮红。虽然还不清楚大脑是如何控制性别认知的，但我们知道杏仁核作为边缘系统的一部分，控制着性欲和性行为。由于颞叶管理着情绪，因此，颞叶也管理着性别吸引和性别认知——毕竟性觉醒、性吸引和性行为都与情绪相关。

回顾一下第一章提到的关于额叶的部分，其中写到青少年乐于寻求新的体验。性别认知也是需要去探索和寻求的新体验。爱慕异性带来的新鲜感让很多青少年着迷，也让他们更有动力去寻求新的人生经历。青少年在建立新的大脑连接时，会尝试新的行为。颞叶在青春期仍在发育，因此在这段时间内，青少年的大脑连接处于一个不断变化的过程之中。

通过反复试错，青少年的偏好得到了奖励，因为当他们感觉良好时，他们的大脑就会释放受奖励驱动的神经递质多巴胺，于是他们就会重复这一行为。我们的大脑喜欢多巴胺，并且想得到更多的多巴胺，这让我们更有动力去重复那些让我们感觉良好的行为，从而释放更多的多巴胺。当青少年与喜欢的人交谈时，这些大脑连接就会得到加强，这些行为也会更加熟练。这有助于青少年学习如何建立和维持与异性的关系，这使他们在迈入成年后也会受益。

由于青春期时颞叶仍在发育，大脑连接仍在建立中，所以青少年可能会不断去尝试寻找最适合自己的异性伴侣。由于在我们的文化中，公开谈论性和性行为通常被视为禁忌，除非这一话题对孩子造成了巨大的压力和矛盾冲突，否则孩子不太可能直接与你讨论这一话题。因此，父母需要给孩子足够的空间，同时允许他们保持隐私，并在必要时给他们提供帮助。

育儿技巧：如何与青少年探讨关于"性"的话题

和十几岁的孩子探讨"性"这个话题可能是你能想象到的最尴尬的事情之一。父母不必经常谈论这个话题，但作为父母，必须能够开诚布公地和孩子一起，秉持支持肯定的教育态度，公开透明地探讨这一话题。

减少顾虑，开诚布公与孩子讨论这个话题。作为父母，你不必把自己当成人体解剖学专家，也不必知道身体每个部位的准确用词，当你在和孩子探讨关于"性"的话题时，不要用哑谜或暗语，光明磊落地谈论这一话题是最好的方式。父母主要是引导孩子如何去正确地认知这一问题来保护自己，所以把顾虑都抛到脑后吧。

一些父母担心，公开与孩子谈论禁忌话题也许会让在各方面都还没有准备好的孩子误以为他们已经可以进行性生活了，但这种想法是错误的。流行文化中常常包含性的元素，因此很多孩子可能早已接触到与性有关的信息和图像了。父母关于性知识的正确引导可以保护孩子免受其他错误信息的负面影响。

保持讨论的开放性和边界性。重要的是让孩子了解，父母是持开放的态度和他们讨论关于性和约会的话题的。必要时，向孩子提供关于进行安全性行为的教育或建议他们适时寻求专业人士的指导。要让孩子知道，在任何时候他们都要能够坚持自己的立场。帮助孩子了解各种性保护措施，避免他们意外怀孕或感染性病。

颞叶或枕叶受损的影响

由于颞叶和枕叶控制着人们的各种行为、情绪和感觉功能，这些区域的损伤会导致一系列的功能受损，包括记忆力、语言、注意力、听觉以及对物体和人脸的视觉识别等。此外，由于记忆力减弱，这些部位受损还会损害人们学习新知识的能力。

除了导致学习困难以外，颞叶内海马的损伤会损害青少年自传体记忆的能力，如无法回忆童年的经历等。此外，由于空间记忆欠佳，青少年在辨别新旧物理空间信息时可能也会遇到困难。颞叶受损会使青少年的情绪管理中心面临功能受损的风险，从而影响他们的社交技能、生活体验、理解能力和情感表达等。

青少年正处于发展同理心和培养洞察力的过程中，因此颞叶或枕叶受损也会影响这两项技能的发展。当青少年的颞叶受损时，他们患上精神疾病（包括双相障碍和焦虑性障碍等）的风险也可能增加。除此之外，颞叶还与内分泌系统和体内荷尔蒙的释放密切相关，颞叶受损会导致各种各样的潜在损害，例如情绪和个性的改变，肌肉张力减弱，生育和性功能障碍等。

枕叶主要负责处理视觉信息，枕叶受损可能导致皮质盲，即眼睛能够看到东西，但与大脑视觉处理中心的连接却不能正常工作，导致严重的视力丧失或完全失明。该区域的损伤也会导致视幻觉，即患者会看到不存在但他认为真实的东西。枕叶后部颅骨受损时，青少年也可能难以识别颜色或深度感知能力不佳。

与大脑其他部位的情况一样，颞叶和枕叶的受损往往是由车祸、跌倒或枪伤造成的。然而，颞叶中的许多大脑结构都位于颞叶深处，如控制情绪和记忆的部位，这使它们不太容易受到外界的物理伤害。颞叶和枕叶受损通常是因为大脑供血不足，即所谓的脑血管意外导致的，而不是由外在物理伤害导致的。此外，包括癫痫在内的疾病发作也会对这些部位造成损害。

阿尼娅（Anya）的成功案例：约会造成的困境

我在大学咨询中心工作时，遇到了阿尼娅。她是一名大一新生，刚刚搬到新的城市，远离家人和朋友来上学。当她跟我诉说她的前一段"问题感情"时，她立刻泪流满面。在她的这段感情中，她和一位年龄相仿的男生处于一种没有确定关系的暧昧中，双方都没有在这段关系中设定期望值或承诺任何目标。

阿尼娅说，这段关系在一次争吵后结束了，她的"前男友"报复性地在社交媒体上发布了她之前分享给他的一些私密照片。我为阿尼娅联系了一位专门处理性骚扰事件的专家，确保她能够获得法律资源并让她了解自己享有的合法权利。

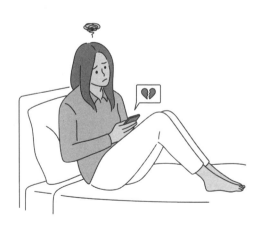

除此之外，我们还讨论了她最初分享照片时的复杂情绪，从羞愧、愤怒到内疚。阿尼娅责备自己在还没有真正了解这个男生之前就相信了他，她还因为羞愧频繁逃课，想避开同学们的目光。

在几次见面中，阿尼娅跟我说她感到有压力，因为起初她感到焦虑和孤独，渴望被人喜欢，希望能在学校发展恋爱关系，所以才发送这些私密照片给对方。我们谈到，她因为害怕被对方拒绝才做出了这种目光短浅和冲动的行为，但这并不意味着她是一个坏女孩或不值得被爱的人。

阿尼娅花了一段时间才从这种人身侵犯的伤害中恢复过来，她学会了划定界限来保护自己，避免再次被他人侵犯。最终，她认识到自己曾经将他人的欲望看得比自己的舒适圈还要重要。展望未来，她表示无论她多么害怕或者不适应新的环境，她都要把自我价值放在最重要的位置。

本章要点

在本章中，我们学习了颞叶和枕叶在青少年大脑发育中的作用。

（1）社交媒体为青少年提供了自我表达和社交联系的途径，它在情感和视觉上都对青少年十分有吸引力。由于颞叶在不断体验着新鲜感，青少年会感到情绪不稳定，这使他们更容易冲动地决定要在社交媒体上分享什么，或迅速改变对自我价值的看法。鼓励孩子在使用社交媒体之前记录下自己的困难情绪，并引导他们学会及时化解这种情绪。

（2）喧闹的音乐和电子游戏对青少年的大脑具有很强的刺激作用。这两者都会让人上瘾，所以当青少年接触这类音乐和游戏时，设置时间限制很重要，可以允许青少年适度地去玩耍放松，只要他们不过度沉迷于其中即可。

（3）青少年的大脑比成人的大脑更容易感受到压力，而且青少年还没有学会如何应对压力，这可能会导致他们陷入慢性压力之中或情绪变差，包括焦虑和抑郁。其中一个潜在的压力来源是青少年性别认知的形成，这段经历对父母和孩子来说一样充满挑战。孩子需要私人空间来探索他们的性别认知，同时他们需要得到外力的帮助，所以父母在和他们沟通这一话题时应尽量开诚布公。父母可以帮助孩子平复情绪，并让孩子知道情绪常伴左右是一件正常的事情，父母还可以帮助他们应对压力，同时鼓励他们谈论或写下自己的想法。

（4）颞叶和枕叶受损可能是由外在物理伤害或身体内在病因（如中风或癫痫发作）造成的。颞叶和枕叶受损可能导致情绪、记忆和视觉障碍，甚至学习或说话困难等各种问题。

育儿手记

你只管在海边舞蹈 / 有什么必要害怕 / 狂风吼，海浪呼啸 /
你只管披一头散发 / 让咸水浪花来打湿

———叶芝《给一个迎风起舞的孩子》

第四章

小脑和脑干：身体指挥站

如何为青少年的成长创造良好环境？

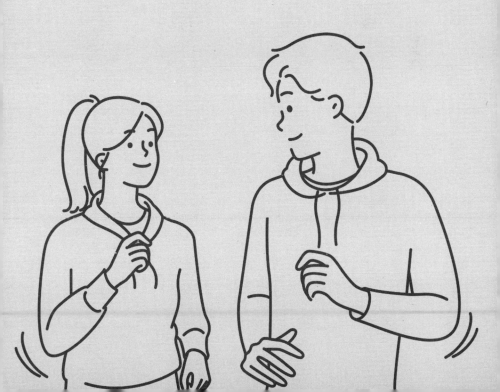

欢迎来到大脑发育最早的部位：小脑和脑干。小脑和脑干是最早发育的大脑部位，脑干早在人体受孕阶段就已经在发育了。脑干有时被称为"爬行动物的大脑"，因为它的基本功能主要集中在生存活动方面。脑干负责维持体内稳态，保持心率、呼吸、体温和其他重要功能的运行，不需要我们有意识地去努力控制。

脑干控制人体反射，它被认为是一个中转站，信息通过脑干与脊髓的连接从身体传到大脑，再从大脑传到身体。脑干还参与调节睡眠和苏醒，帮助我们放慢速度，排除环境中的干扰信息，以便于我们入睡，还可以使我们在清醒时能够关注周围的环境。

小脑位于脑干上方，就在后脑勺枕叶下方，它控制平衡和协调能力。小脑对学习也很重要——特别是在学习处理信息的新技能方面。例如，小脑有助于学习复杂的运动动作，类似舞蹈动作或足球比赛中的跑动。它还有助于学习精细动作，如画画或者用手机发短信。小脑还在处理语言（如通过区分不同的声音来学习语言）方面发挥着作用。

虽然青少年的脑干已经完全发育，但小脑和额叶一样，在青春期还在继续发育。在这一章中，我们将介绍：

（1）为什么青少年会经常突然说一些大人听不懂的话。

（2）青少年所处的环境，特别是家庭成长环境对他们小脑发育的影响，以及父母应该如何营造有利于孩子情感成长的家庭氛围。

（3）为什么很多青少年到了周末就像冬眠的动物一样睡懒觉不起床，而到了工作日就像睡眠不足的僵尸一样无精打采；此外，如何鼓励青少年养成规律就寝的习惯和其他良好的睡眠习惯。

（4）小脑如何影响学习无能[1]，以及如何满足孩子特定的学习需求。

（5）高对抗性运动的风险和好处，以及父母应该如何让孩子保持活跃的状态，同时守护孩子的健康和安全。

（6）脑干和小脑受损的后果及原因有哪些。

1　学习无能是指在智力正常的个体中由于脑功能缺陷而造成学业成绩低下的一种特殊学习障碍。——译者注

基思(Keith)的成功案例: 摆脱各种限制和标签,追求自由

在度过了一个忙碌的高一春季学期后,基思被诊断出患有计算困难[1],即数学学习障碍,他还被诊断患有听觉处理障碍。他刚开始接受我的治疗时很沮丧,觉得自己被命运打败了,在学校没有学习的动力。他的父母很担心即将到来的高二生活,希望我能帮他做好准备。

基思最初拒绝与我见面,他说自己很好,而且认定与一个陌生人交谈对他没有帮助。我对他用了一些哄骗技巧——我允许他在我们第一期治疗中随时离开我们的治疗室,于是他同意和我见面了。虽然他最初很抗拒,但他最终和我谈了整整一个疗程,他谈了他在学校喜欢什么不喜欢什么、他的愿望以及他这一年想改进的地方。

很快我了解到,基思认为自己"很笨,不会学习",他和我分享了他对学习无能的理解。我们一起分析了他此前的错误认知,即他有某些特殊的学习需求并不意味着他就是个笨小孩。他对自己的第二个错误认知还是在学业方面。他没有自信,不敢在课后与老师交流,也不敢在听不懂老师讲的内容时向老师直接提问。他认为自己"无能,

---

1 计算困难是指个体在学习或理解数字和数字材料方面存在明显困难的一种学习障碍。——译者注

是个愚蠢的失败者"，他把这些错误的标签时时刻刻贴在自己身上，直到他感到被打败和被压倒。

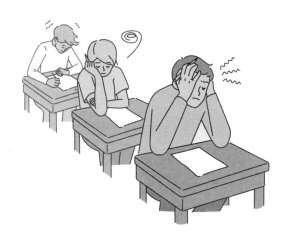

我鼓励基思对他需要的东西大胆提要求，并建议他向老师和学校的专业人员求助。学校里有教师和其他工作人员专门帮助和支持像他这样的学生。基思知道他可以向外界寻求帮助后，就不再那么烦恼了，他在学习过程中感受到了更多支持，便不再觉得孤单了。

基思逐渐认识到自己的特殊学习需求，他不再纠结这一点，撕掉了认为自己"愚蠢"或"失败"的错误标签。基思的自我认同感被学习无能的诊断结果困扰了，以至于他放大了这个诊断结果，没有关注到自身其他的优势和能力。通过了解自己的其他潜能，平复好自己的情绪，并抛弃错误的执念后，基思能够摆脱束缚自己的错误标签，重新建立信心和良好的自我认知。

青少年喜欢说父母听不懂的语言

举一个我们都见过或亲身经历过的例子：父母正在尝试说网络语[1]，显得自己很酷，似乎这么做可以拉近他们与孩子的距离，然而当他们这么做时却招来了孩子厌恶的眼神和无情的嘲讽。这种情形非常常见，网络上也经常有一些类似的视频，内容是孩子要求父母猜测一些网络语的意思，而父母因为实在没什么兴趣去猜测这些难以理解的网络语而敷衍地给出答案时却遭到孩子歇斯底里的嘲笑。这些视频吸引观众的部分原因在于，它们告诉我们，父母和孩子可以通过猜测这些荒谬的网络语来建立亲子关系。

请记住，青春期成长的重要任务之一是建立和维持与同龄人的伙伴关系，另一项任务是认识自我并找到一个独立于家庭成员之外的独有身份。网络语有助于青少年构建一道文化鸿沟，将他们和其他人区分开来，此外，网络语还能加强青少年与同伴之间的联系。

1　英文原著为"slang"，即"俚语"，结合本书内容，译为"网络语"更合适。——译者注

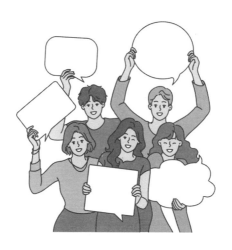

　　你可能会注意到，青少年和朋友说话的方式与他们和老师或家人说话的方式不同，这被称为语码转换。青少年经常和大人用母语方言交流，然后和同龄人则转换为非正式的口头语。一些专家指出，使用网络语象征着青少年渴望打破现状，也符合他们的成长需求，因为他们的大脑鼓励他们在学习独立生活和生存的过程中寻求新的体验和开发创造性思维。

　　小脑连接着大脑额叶中的一个语言处理中心，它帮助人们学习语言，同时辅助语言表达。正如前几章中提到的，青少年的大脑在受到奖励时会产生刺激，说网络语，特别是在同龄人面前说网络语，可以得到同伴的反馈，这对青少年来说非常有意义。由于青少年的额叶和小脑仍在发育，他们更有动力去学习更多的网络语并频繁地说这些网络语来增加大脑获得奖励时的刺激反应，即释放神经递质多巴胺让自己感觉更快乐。

在青春期，你可能还会发现青少年说脏话的频率迅速增加，因为脏话往往带有感情色彩，可以成为青少年表达自己强烈情绪的一种方式。随着青少年越来越了解如何独特地表达他们的情绪，他们可能会说更多的网络语或脏话。这当然是不对的，父母要进行正确引导。

育儿技巧：再难也要尽量和孩子多沟通

青少年对你不理不睬的样子可能让你难以忍受。当他们长大成人，变得更加独立时，你会发现和他们沟通越来越难。虽然你和他们无话可说的情形越来越多，但这并不意味着他们真的不想搭理你。

改进和孩子的沟通方式，不要拘泥于问"你今天过得怎么样"这样的问题。很多青少年可能经常闷闷不乐或沉默寡言，和你可以交流的话题很少。"今天在学校怎么样？"或"你今天过得怎么样？"，这些典型的陈词滥调可能只会带来"很好"或"还好"的平淡回复。你的问题要更具体，表明你很关注他们生活学习中的细节。也许你可以试着问一下他们某一科目的学习或者即将执行的某项任务完成得怎么样，又或是他们周末有什么样的计划。重点是吸引他们回答你的问题，而不是让他们应付你的问题。

"你好吗？"通常是一种问候的方式，但我们发出这种问候时，我们实际上并没有期待对方来回复。尽管青春期的孩子常常闷闷不乐，但他们依然希望父母对他们充满关心，而且他们如果感受到被父母拒绝或被父母忽视，就会很敏感。你也可以问一问他们一天中的高光时刻或低落时刻，然后积极倾听，表达你的同理心和认同感，并继续追问，这样可以让他们和你保持对话和互动。

　　你也可以去学网络语，但并不意味着你一定要说网络语。学习一些网络语是可以的，也是必要的，这样你就不会感到被孩子孤立，也可以理解孩子到底在说什么。但你也不要用那些专属于孩子之间的且标志着他们群体特性的网络语，这样他们会认为你在侵犯他们的隐私或无视设定好的界限。你可以偶尔开玩笑时说些网络语来讨他们欢心，但说网络语似乎是专属于青少年群体的特权，是青少年将自己与家人区分开来的一种方式。为了促进孩子的情感和社会能力的发展，父母要尊重亲子之间设定好的界限，允许孩子有一些私人空间。

　　也就是说，当你不理解孩子说的话时，可以要求他们解释一下到底是什么意思，也可以制定家规，要求他们在家里尽量不说网络语。虽然你理解为什么青少年喜欢使用独特的词语来表达自己，但他们依然需要学习如何恰当地使用正确的说话方式。

营造健康的家庭氛围对青少年的成长很重要

青少年大脑的各个部位正处于成长发育和完善的关键变化时期，因此青少年的大脑特别容易受到外界的影响。虽然青少年的脑干和小脑不会像额叶那样经历巨大的变化，但它们作为中转站也发挥着关键作用。它们整合来自外部环境的信息，并将信息传递给整个大脑。

最值得关注的是小脑和脑干在保持专注和控制情绪方面发挥的作用，因为青少年的这些方面在青春期时非常容易受到外部环境的影响。小脑对各种情绪状态的最初感知和识别至关重要，在完成信息识别之后，小脑会对信息进行编码，并将信息传递给边缘系统进行进一步处理。小脑根据体验到的情绪触发相关的行动、想法或语言，同时向身体各部位发送这些信息。

如果你感到恐惧，对恐惧的感觉首先会被小脑识别，然后边缘系统会对恐惧感进行处理。小脑还向运动皮层及其神经元发送相关信息，使你远离让你产生恐惧感的物体或事件。

情绪管理特别重要的一个方面是人们会对激烈的和具有创伤性的经历产生"战斗、逃跑或原地不动"的应激反应。

如前文所述，当大脑接收到让人恐惧的情况时，它激活了一种生存反应，使人们有如下反应：①击退引发恐惧的人、其他动物或物体；②逃离引发恐惧的人、其他动物或物体；③在某些情况下保持原地不动，试图融入环境中，以减少受到伤害的可能。脑干和小脑能将注意力集中在激活"战斗、逃跑或原地不动"这一应激反应的情绪事件中。

青少年在家庭环境中容易面临的情绪应激事件包括父母之间的矛盾冲突、兄弟姐妹的嘲讽、嘈杂吵闹的噪声、个人隐私没有被保护、家庭经济压力以及在成长环境中被忽视导致的情绪刺激不足等。早期的创伤经历，如遭到虐待或被忽视，大多与小脑和边缘系统之间的连接中断有关。

如前文所述，许多研究探讨了慢性压力对青少年大脑的影响，并得出结论，认为青少年的大脑在抵御压力带来的负面影响时，其修复能力不如成人的大脑。此外，最近的研究指出，小脑在激活和管理大脑中的压力应激反应时起着关键作用，它可能与控制和管理情绪的能力有关。如果儿童和青少年持续遭受压力带来的困扰，那么大脑的压力反应系统就会不受控制，从而增加儿童和青少年患焦虑症的可能。

育儿技巧：为青少年营造一个安全的生活空间

充满压力的环境会对人们的身心健康带来严重的危害，但正如你所知道的那样，青少年对外在环境带来的压力特别敏感。虽然人们无法消除或者避免生活中的压力，但父母需要高度重视压力带来的预警信号，同时加强引导，了解孩子是否因家庭环境而感受到了压力。

家庭内部兄弟姐妹之间的欺凌是容易被人们忽视的。根据 2020 年《今日心理学》（*Psychology Today*）的一篇文章，兄弟姐妹之间的欺凌行为在家庭中最常见但最少被报道。原因在于这些行为可能会被误认为是兄弟姐妹之间的正常打闹，而且父母经常认为孩子们长大后就不会再打闹了。

在家庭内部兄弟姐妹之间的欺凌中，施虐的通常是年长的哥哥，他们经常采用情绪虐待的策略，包括辱骂、贬低、威胁、恐吓、诬告等，有时他们还会毁坏兄弟姐妹的物品。如果一个孩子长期对另一个孩子颐指气使，行为霸道，父母必须加以重视。这不同于兄弟姐妹之间为了争夺父母关注的相互打闹，而是一种控制或伤害他人的行为。如果你发现兄弟姐妹之间有施虐的情况，请联系心理健康专家寻求指导和帮助。

为孩子营造健康的家庭环境，但也不要认为孩子什么

都不懂。让孩子享受作为孩子的天真和快乐很重要，父母要保护孩子免受成人世界带来的压力，比如财务困难或关系冲突这些他们无法控制的压力。同时，不要指望孩子会永远相信童话，也不要指望他们永远保持天真，忽视压力的存在。随着年龄不断增长，他们会日渐成熟，更加善于观察家里出现了什么问题。

孩子观察到家里出现的问题时，最好给予认可，而不是忽视或直接否认他们的想法。当孩子准确观察到家里存在的问题时，不管是关于财务的争吵还是家务的分工，都要认可他们的观察力，并向他们保证大人有责任也有能力处理好这些问题。鼓励他们表达自己的意见，同时提醒他们，他们不需要操心如何解决家庭纠纷或承担成人应该承担的顾虑和责任。

奥斯卡（Oscar）的成功案例：幸福的五口之家

在我做治疗师的初期，遇到了一个拥有五口人的混合型家庭——一对父母、大儿子奥斯卡和一对收养的双胞胎姐妹莫莉（Molly）和杜安（Duane）。奥斯卡是一个天生精力旺盛的青少年，有时也很好斗。7岁的莫莉和杜安对自己不自信，经常去寻求外界的关注。她们在寄养家庭中长大。莫莉和杜安最初是寄养在奥斯卡的父母这里的，在社工试图将这对双胞胎送回她们的亲生父母身边却遭受失败后，奥斯卡的父母正式收养了她们。

莫莉和杜安经历了严重的心理创伤，由于害怕被遗弃和忽视，她们更加想依附于养父母。她们的养父母善良又有耐心，考虑到这对双胞胎早年经历的创伤，他们很关心双胞胎女儿的社会和情感发展。养父母都是从事社会科学工作的，知道混合型家庭面临的挑战，但他们对大儿子奥斯卡的行为变化感到不安。

奥斯卡在接受治疗过程中沉默寡言，但也算有礼貌，他常常用单音节词来回答我的问题。我观察到他几次想对父亲说悄悄话，但他的父亲有些激动，摇头拒绝他，并试图把他的注意力拉回到治疗中。父母不知道怎样去更好地抚养他们的双胞胎女儿，他们也注意到奥斯卡对他们和双胞胎姐妹越来越具有攻击性。尽管父母一再要求他不许这样对待妹妹们，但奥斯卡仍然扮演着严格管教双胞胎姐妹的哥哥角色。

在奥斯卡小的时候，他很喜欢双胞胎姐妹陪伴在自己身边，那时候她们俩还是蹒跚学步的小婴儿，奥斯卡和她们一起玩得很开心。但现在，奥斯卡觉得她们是累赘，他怨恨父母为这对双胞胎姐妹投入了太多的体力和情感精力。他习惯了每周日早上单独和父亲一起去买菜，也习惯了每次足球训练后和母亲一起开车回家。但是现在，这对双胞胎姐妹到哪里都黏在父母身边。

奥斯卡渴望能有一些和父母独处的时间，他通过成为一个控制型哥哥来表达他对失去父母宠爱的恐惧。他想要父母倾听并正视他的恐惧，并能保证他可以继续与父母保持独特的亲密关系。

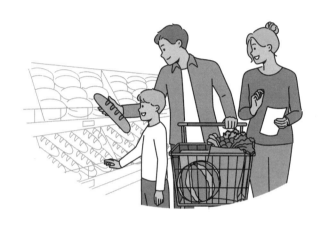

显然这个家庭需要一些时间来调整适应，在这一过程中也遇到了一些困难，但奥斯卡的父母每个星期都会分别留出单独的时间陪伴他——即使只是一起看30分钟的情景喜剧或开车去街角小店购物。父母经常与奥斯卡进行一对一的交流，他也变得不再抗拒家庭成员结构的变化了，并最终找到了作为呵护型兄长的乐趣。

为什么青少年有时候睡懒觉不肯起床，有时候又像个夜猫子不肯入睡？

你是否经常计划着早早上床睡觉，但发现早就过了最佳入睡时间，自己还在忙忙碌碌？也许你还在清理晚餐的残渣，查阅电子邮件，或在看电视。对许多人来说，睡眠健康（有一个固定的就寝时间和良好的夜间睡眠环境）在压力增大或精神疲劳的时候会成为拖延症的牺牲品。人们喜欢寻求短期的即时回报，比如再看一集电视，而不是采取行动去寻求长期的回报，如早早上床睡觉，为第二天养精蓄锐。

青少年正在学习自我调节和控制他们的睡眠时间表，这往往会导致他们的睡眠时间在工作日和在周末差别很大。到了周末，当他们从床上爬起来，下楼吃一天中的第一顿饭时，你可能已经在吃午饭了。

青少年常常在周末睡懒觉来弥补他们在工作日的睡眠不足。平均而言，青少年每晚需要 9 个小时的睡眠，才能防止白天嗜睡和其他睡眠不足带来的后果，包括学习思维不活跃、注意力不集中、社交与行为方面的问题以及疲劳驾驶等。

小脑控制着睡眠周期或昼夜节律，根据每天的时间周期来调节荷尔蒙的释放，引发睡意或让人保持清醒。与年幼的儿童和成人相比，青少年由于昼夜节律的变化，引发他们睡意的荷尔蒙褪黑素在晚上释放得较晚。但这一生物因素并不是导致青少年喜欢夜生活的唯一原因。青少年晚上喜欢用手机等智能产品，这进一步阻碍了他们小脑中分泌的褪黑素。此外，与同伴外出交往也进一步推迟了他们的睡眠时间。

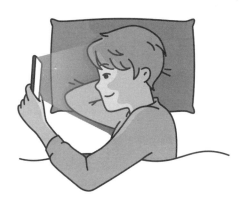

　　青少年也容易忽视睡眠不足给学业和社交生活带来的负面影响。还记得前文提到的促使青少年乐于去冒险的无敌心态吗？这种心态也容易让青少年喜欢过夜生活，让他们更乐于去玩手机、看电视或和朋友聊天来获得即时的满足感，而不考虑让自己养成健康的睡眠习惯。更令人烦心的是，由于学校上学或者体育活动的时间通常安排得很早，他们又必须早早起床。因此，对于家有青少年的父母来说，似乎无论怎么安排睡眠作息都无法令人满意。

育儿技巧：如何保证青少年获得足够的睡眠

因为青少年不需要做重大的人生决定，受身边环境和生物因素的影响，他们常常容易剥夺自己的睡眠时间。虽然强大的生物因素在起作用，但父母可以通过一些环境和行为的改变来帮助孩子放松，获得足够的睡眠。

营造一个没有电子设备干扰的睡眠环境。这是一件棘手的事情，因为青少年经常在平板电脑或笔记本电脑上做作业，所以如果不对他们进行全天候监督，就很难要求他们遵守在卧室不接触电子设备的规定。也就是说，我们要追求"足够好"，而不是完美。设定一个适合自己家情况的规则，即在某个时间段内，卧室里不能放电子产品。适度地提醒甚至警示孩子，如果不认真执行规定，就要对电子设备实施宵禁政策，通过这些方式来帮助孩子逐渐养成习惯，让他们在晚上睡觉时自觉地把电子设备收起来。

因为青少年在疯狂地赶第二天要交的作业或者补做当天忘记完成的考试题时需要用到电子设备，所以你不可能每天晚上都要求他们不得使用电子产品。为了防止他们故意拖延时间或者故意不肯上床睡觉，你可以制定一个课后学习作息表，鼓励他们自己规划好每晚的学习任务，并预估完成任务所需的时间。通过计划好完成任务所需的具体时间，他们就会知道何时开始学习才能按时完成任务，从而保证准时上床睡觉。

进行自我监督和反思。很多孩子会忽视充足的睡眠对白天提高学习效率和集中注意力的好处。有一个好办法是，鼓励孩子对自己什么时候容易感到情绪化或者心烦意乱进行反思，并记录好前一天晚上的睡眠质量。也许孩子愿意通过写日记的方式来记录自己的睡眠情况和情绪变化。

从细微之处着手，鼓励孩子反思以下问题：如果他们前一晚睡得不好，第二天他们是否容易与别人发生争执？在安睡了一整晚之后，第二天他们是否对自己的学习状态更有信心？鼓励孩子每晚睡足 9 个小时，然后请他们反思第二天的感受如何。

到底是学习上致命的弱点还是学习无能？

对许多青少年来说，从初中到高中，再从高中到大学，在整个过程中，他们都会遇到重大的挫折和挑战。当这些挑战出现时，你会发现孩子在学业上苦苦挣扎，你甚至可能会怀疑孩子是否是学习无能。

鉴于小脑在运动和学习中的作用，学习无能可能与小脑有关，学习无能包括：①阅读困难，这是一种声音和图像处理障碍，与演讲和阅读有关；②注意缺陷多动障碍，一种无法集中注意力和控制行为的障碍；③计算困难，在理解数学概念、理解数字或估算方面存在严重困难；④书写困难，一种精细运动障碍，无法通过清晰的书面语言来表达自己。

虽然人们通常在孩子很小的时候就能发现他们是否存在学习无能的情况，但有些孩子的学习无能可能到青春期时才变得明显，特别是当学习无能的情况并不严重，而孩子又有其他认知方面的长处可以克服学习无能带来的挑战时。也许某个孩子有轻度的阅读困难，在阅读方面有困难，但他有很强的执行能力，会通过提前规划和花足够多的时

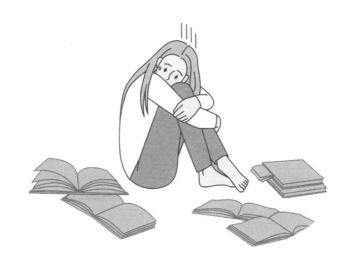

如何为青少年的成长创造良好环境？

间去完成阅读和英语作业来克服阅读困难。然而，进入高中后，因为阅读的难度和长度都增加了，而他完成任务的时间是同龄人的两倍，因此他更难有充足的时间来完成作业。

类似地，有些孩子还可能表现出与注意缺陷多动障碍相关的症状，例如忘记做作业、放错材料、注意力不集中等。他们也可能表现出听觉处理障碍的症状，比如难以理解口语指令或对话。

学习能力所指的范围很广，孩子可能在某些学习能力方面表现出优势，而在其他某些方面表现出弱势。特殊教育教师萨拉·凯斯蒂（Sarah Kesty）提出了一个形象的比喻，她把学习比作在道路上行驶的汽车，某些道路比其他道路更加拥挤，行驶缓慢，而有些道路正在进行施工，需要避开这条路改走另一条路。有些孩子在阅读、数学或写作方面学习能力较弱，就像在拥挤的道路上开车，进步得很慢但没有停止不前。同时，有些孩子存在学习无能的情况，在拥挤的交通中几乎动弹不得，他们必须找到另一条路前往目的地。还有些孩子在某一特定学习领域表现出色，他们的车道几乎没有其他车辆，于是他们能够轻松地、毫无阻力地抵达目的地。

学习无能只能由受过心理和教育测验培训的专业人员来诊断。可能你对孩子的学习能力有顾虑，但你的孩子只是在理解和处理特定概念的能力上低于平均水平，还没有严重到需要将其归为患有某种学习障碍的程度。如果你在这方面有疑问并且想进一步了解自己孩子的学习需求，请寻求专业人员的帮助。

育儿技巧：如何正确认识学习无能

学习无能不仅影响青少年的学习能力，还可能使青少年的自我认知更加脆弱，自信心受到动摇。家长可以帮助青少年理解和解释特殊的学习需求，同时也要努力消除他们对学习无能这一诊断结果的任何负面想法。

让孩子接受测验。如果你担心孩子有特殊的学习需求，请让孩子接受由专业的临床心理咨询师进行的测验。测验人员将审查孩子的教育背景，以及总体的社会、情感和身体健康史，从而对孩子的发展有一个全面的了解。然后，他们将进行有依据的评估，判断孩子的学习能力的优劣，以及确认孩子是否达到了学习无能的诊断标准。他们还将讨论其他策略，来帮助孩子找到另一种学习方法，从而帮助孩子获得成功。

杜绝学习无能的污名化。青少年对被拒绝和受排斥已经很敏感了，被诊断出学习无能的孩子更可能会变得对此更加敏感。有些孩子将学习无能与智力低下混为一谈，还可能给自己贴上"愚蠢"或"无能"的标签。如果孩子被诊断为学习无能，他们的自尊心可能会遭到打击，你要留意孩子是否会出现这种状况。要让孩子安心，学习无能不是衡量智力的标准。和孩子分享上文提到的交通道路堵塞的比喻，帮助孩子理解每个人的学习风格都不一样，可以把诊断结果视为一条虽然蜿蜒曲折但却风景优美的道路，而不是一条死胡同。

鼓励孩子表达自我。被诊断为学习无能并不意味着孩子无法获得学业的成功，相反，它能带来挑战和机遇。鼓励孩子向身边的人寻求帮助：老师们是否知道他们的特殊学习需求？是否需要为他们提供适宜的帮助，例如提供单人间宿舍或在考试时适当延长考试时间？阅读时他们是否可以听一听教科书配套的音频资料，或使用录音笔来辅助并加快记笔记或写论文？辅导员、生活老师或专家也可以帮助有学习困难的孩子找到表达诉求的方法。

应对风险：进行安全的体育活动非常重要

进行体育活动被认为是治愈压力大、注意力不集中、失眠等众多疾病的良药。所有年龄段的人进行运动都与一种名为脑源性神经营养因子的蛋白质的产出有关，这种营养因子可以改善神经元的生长，创造更多的大脑连接。

　　在青春期，大脑中的活动更加剧烈，因此研究人员越来越好奇，在这个关键时期，体育活动会给大脑发育带来什么样的好处。虽然这一领域的研究仍处于起步阶段，但已经取得了明显的成果。青少年参加增强心血管功能的运动能够提高他们的学习成绩和执行功能。加入运动队的青少年认知灵活性更高，反应速度更快，冲动行为更少，同时视觉空间意识更强。此外，青少年定期参加体育活动可以改善他们的情绪状态，特别是在缓解抑郁情绪方面成效显著。

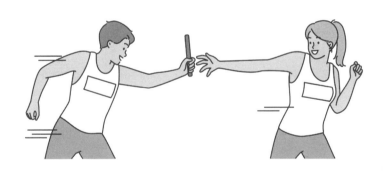

　　虽然体育活动对青少年的大脑发育有很多好处，但也存在让大脑受损的风险。总的来说，年轻运动员受到颅脑损伤的风险很低。然而，这一风险会随着运动时间的延长而增加，也会随着运动的碰撞性的增强而增加，例如从触身式橄榄球转变为铲球式橄榄球时，青少年受伤的风险也会增加。青少年参加某项体育活动的次数越多，他们对自己的运动技术和能力就越自信，但这也增加了青少年挑战极限和冒险的概率，从而增加了他们大脑受损的风险。

最常见的运动受伤是由于重复和过度运动造成的肌肉骨骼受损。运动造成的伤害，特别是脑震荡或颅脑损伤，常常会导致孩子上课缺勤或学习成绩变差。《欧洲体育科学杂志》（*European Journal of Sport Science*）上的一项研究介绍了青少年运动员受伤后因丧失了对自我身份的认同感而带来的负面影响。考虑到青少年正处于对身份认知的重要发展时期，如果不让他们参与可以增强归属感和结交友谊的体育活动，将无法帮助他们建立对自我身份的认知感。因此家长和教练应该帮助受伤的孩子融入团队中，让他们知道即使受伤了，他们也可以在团队中承担一定的角色，保持他们在团队中的归属感，直到他们康复归队。

育儿技巧：与青少年探讨运动中的安全问题

运动是许多青少年生活中的重要组成部分，为他们的生活带来了巨大的好处。父母要帮助孩子认识到，在运动时，他们要学会保护自己的安全，同时家长要随时留意孩子在身体和精神上可能受伤的警示。

随时跟进了解情况。与过去相比，如今人们对高碰撞性运动带来的伤害及其预防措施的研究和关注显著增加。体育教练和医务人员更加关注运动带来的伤害以及如何进行最佳治疗。青春期的孩子正处于积极参与高碰撞性运动或者正处于对运动充满兴趣的初期，作为家长，你有权利了解教练是如何保护他们的安全的。

你可以查看关于运动员受伤时的处置协议内容。现场是否安排了医疗专业人员护驾？是否执行了正规的程序来评估受伤的严重程度？对于高碰撞性运动，比如球类运动，尤其需要了解球队对脑震荡或颅脑损伤的评估方案。你还可以问问孩子，教练平时有多重视给他们演示安全技术来预防受伤。

再问问孩子，他们自己是否知道如何正确使用运动器材来防止自己和他人受伤？他们是否知道脑震荡的症状包括头痛、恶心、对光线和噪声敏感、感觉迟钝、难以集中精力，还是说他们只知道脑震荡是单纯的"感觉不舒服"？你需要评估孩子以及教练对安全知识掌握和理解的程度。

引导青少年对体育运动和塑造身形产生正确的理解。对自己身材外形的认知是青少年对自我身份认知的一部分，青春期的女孩和男孩对外界的目光尤其敏感，容易受到外界干扰和他人关注的影响。

在鼓励孩子进行体育锻炼的同时，要防止他们对某些身材外形产生偏见，也要注意不要强化"体育锻炼纯粹是为了追求某种身形"这样的观念。鼓励孩子在进行体育锻炼时注意安全，而不鼓励孩子进行以塑造身形为目标的体育锻炼，重要的是让孩子知道定期进行体育锻炼的好处——提高身体素质和改善认知功能，同时提醒他们运动时应做好保护措施，例如学习一些技巧来保护身体和大脑免受伤害。

小脑或脑干受损的影响

脑干受损会给人体带来致命的影响，因为脑干维持着我们的生存，控制着我们的基本身体功能，比如呼吸和其他非自主行为。由于脑干是连接身体和大脑的中转站，脑干受损可能会破坏维持生命的身体机能，使人们需要靠呼吸机或营养管来维持生命。脑干受损还可能导致瘫痪和中风，患者无法通过动作或语言进行交流。脑干受损后，许多人还会出现情绪上的症状，包括妄想、易怒、攻击性、冷漠、喜怒无常、偏执和冲动等。幸运的是，脑干受损的情况比较少见。

大脑其他部位的损伤通常会导致脑干受损，这是由于大脑损伤造成了头骨的炎症和肿胀。脑干受损的原因包括车祸以及头部和颈部后部遭到钝器撞击。康复情况取决于受伤的严重程度。某些脑干受损的情况可以采用物理治疗的方式来重建大脑和身体各部位之间被破坏的连接。言语治疗也是一种治疗方法，可以用于重新训练大脑来学习吞咽等非自主行为，并协助改善因脑干受损而丧失的交流能力。

小脑的损伤则可导致人丧失协调能力（又被称为共济失调），无法平衡身体姿势，语言表达也会发生变化，包括发音不准，声音质量的整体变化，声音频率、大小和音调的波动等。小脑受损也可能导致小脑认知情感综合征，小脑认知情感综合征包含了人们在执行功能、空间意识、语言处理、人格和情绪方面出现的一系列障碍。自闭症、阅读困难和精神分裂症与小脑结构的异常有关。然而，造成小脑结构异常的原因尚不清楚，也不清楚是小脑结构异常导致了这些疾病，还是这些疾病引发了小脑结构异常。

小脑受损可能由一些病毒引发，包括严重的水痘、麻疹、流行性腮腺炎和甲型肝炎，还可能由 EB 病毒、柯萨奇病毒（包括手足口病）和西尼罗病毒（引起美国蚊子传播疾病的主要病毒）引发的感染。因病毒引发的小脑受损可能需要数周时间才能好转。接触汞或铅等毒素也可导致小脑受损，就像细菌感染会引发莱姆病一样。与所有的大脑部

如何为青少年的成长创造良好环境？

位一样，交通事故造成的创伤和头部遭钝器撞击也会损伤小脑。

博比（Bobby）的成功案例：球场上的正念

博比在读高中时是学校棒球队的明星投手，他大一就顺利进入了大学校队。他的父母为他能全身心投入到这项运动中感到欣慰，也为他通过训练取得很好的成绩而感到骄傲。博比很好地安排了自己参加体育训练的时间，同时保证了所有专业课学习全勤。

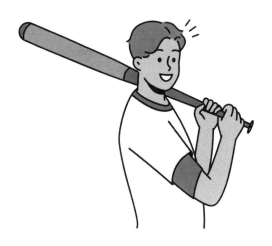

在大三棒球赛季开始时，博比患上了肩膀肌腱炎，他被列入球队的伤病运动员名单。为了让伤势得到痊愈，他不得不缺席比赛和训练。博比的父母过去也是运动员，他们知道如果没有足够的休息，肌腱炎很容易变成肩袖撕裂。尽管博比再三请求恢复训练，他们还是没答应他。

他们鼓励博比学习他以前从来没有尝试过的冥想。他们知道冥想将帮助他度过离开棒球场的这段时间，也有利于他尽快归队。博比潜心研究冥想和运动心理学的理论，在棒球队里担任了一个新的角色——队友们的正念导师。他分享了他的研究成果，并告诉队友们在赛前赛后进行冥想和调整心态的好处。虽然博比在自己的低谷期对自己的认同感发生了变化，但在父母的鼓励下，他适应了这种变化，以球队后援的身份填补了这段空窗期。

本章要点

本章学习了小脑和脑干的有关知识，以及它们在青少年发育中各自发挥的作用。

（1）小脑和脑干都与语言发育有关。尽管青少年和大人说着一样的语言，但他们说的话往往让大人听不懂。大人可以试着学习一些网络语，以便能更好地融入孩子的生活。同时也要允许孩子用他们自己的语言创造与大人不同的身份。

（2）应激反应是一种生存技能，可以在应对压力时发挥作用，特别是"战斗、逃跑或原地不动"的应激反应。

混乱的家庭氛围可能会给青少年带来巨大的压力。父母要尽可能去了解家里哪些事会让孩子产生压力，与他们沟通，了解他们如何才能在家里感到安心和放松。

（3）保持健康的睡眠习惯非常重要，但青少年很难做到，因生理原因和外在环境的影响，青少年难以早早入睡。父母可以限制孩子在夜间使用电子产品的时间，鼓励他们进行反思，使他们认识到睡眠不足会对他们的认知、社交和情感健康产生负面影响。

（4）小脑与青少年学习无能有关。一般情况下，轻度的学习无能要到学业强度变得较高时才会被发现，例如在高中或大学时期。如果你怀疑你的孩子存在学习无能的问题，请带他进行专业评估。请记住，被诊断为学习无能并不意味着孩子在学业上无法获得成功，而是意味着父母应该为孩子寻求新的方式来满足孩子的特殊学习需求。

（5）进行体育活动和参加运动队对促进青少年健康和安全地成长有明显的利和弊。父母和孩子都要学习如何预防受伤，以及在受伤后如何进行安全、充分地治疗，这样才能保证孩子的健康和安全。

（6）青少年的脑干或小脑受损会造成严重的伤害，导致维持生存所需的许多行为能力丧失或受损。此外，脑干或小脑受伤会影响平衡能力、运动能力和认知能力，并可能导致青少年的情绪或性格发生变化。

育儿手记

有一个孩子/每天向前走去/他看见最初的东西/他就变成那东西/那东西就变成了他的一部分

——惠特曼《有一个孩子向前走去》

未来的旅程

我们结束了对青少年大脑的学习，有几个方面需要强调一下，并值得我们去反思。如前文所述，青少年"天不怕地不怕"的精神面貌既是优点，也是缺点。这种无畏精神鼓励青少年去冒险，让他们更具有创造力和发散思维，来帮助他们形成自我认知，同时让他们认识到对自己重要的问题和话题。然而，你可能会对他们的这种无畏精神感到担忧、震惊，甚至是害怕。请记住，青少年需要有一定程度的无畏精神，这种无畏精神鼓励他们无论是在职业选择还是在性别认知方面，都敢于去探索内心的真实想法。

青春期的孩子正在为离开家庭走向独立做准备。想象一下，如果没有额外的多巴胺的刺激或者大脑内部的激励，青少年走向独立的道路将是怎样的？这是一场充满艰辛的道路，大脑已经提前适应，让这条路走起来更加顺利。作为父母，你需要包容青少年爱冒险的行为，同时也要保护他们免受不利于身心发展的风险带来的伤害。你会有自己的判断，认为一些事情过于危险，但那仅仅是你个人的想法。这并没有对错之分。只要你坚持鼓励孩子通过试错来学习，同时在他们的大脑额叶仍在发育期间承担起自己作为父亲或母亲的责任，在他们遇到危险的时候及时提醒和警示，这就足够了。

建立同伴关系是青春期发育的重要内容，因此为了帮助青少年走向独立，需要鼓励他们与同龄人保持社交互动。然而，在鼓励青少年社交的同时也需要设定界限。与同伴交往会增加青少年去冒险的风险，所以要帮助他们学会适度地冒险，同时鼓励他们进行反思和自我监督，这样他们在突破极限时能意识到内心发出的感觉不适或恐惧的信号。虽然晚上溜出去和同学一起开车兜风会让青少年感觉很刺激，但当他们转弯过快或驶入一个陌生的社区时，是否有那么一刻感到身体不适呢？鼓励青少年听从自己身体发出的信号，特别是关于安全和健康的直觉信号。

熟能生巧，青春期是养成习惯的关键时期，一些在青春期养成的习惯对人们的大脑有长期的影响。青少年在青春期进行反复练习的行为动作会在他们步入成年后帮助他们会变得更强大、更可靠，所以要鼓励青春期的孩子通过反思来学会做靠谱的决定，通过使用地图甚至玩游戏来提高空间意识，通过提高正念和写日记来管理情绪，通过放慢速度和制定清单来培养专注力。

关于青少年脑发育的研究，科学家在不断获得新的发现，取得新的突破，因此父母想要随时了解最新的科研进展几乎是不可能的。新的研究正在调查青少年大脑中与应对压力有关的部位，初步结果显示，大脑额叶能帮助青少年把注意力从焦虑等痛苦情绪中转移出来，并从新的角度重新进行评估。此外，研究人员正在研究所谓的认知速度迟缓，其特点是过度地去做白日梦、行动迟缓、显得疲惫或昏昏欲睡、思维迟缓和精神错乱，研究人员认为它与青少年注意缺陷多动障碍以及其他行为紊乱不一样。

虽然青少年脑发育的科学研究在不断取得新的发现，但最重要的是，父母要通过坦率的沟通、自我反思、设定限制和良好的示范，与青少年建立一种开诚布公、积极健康的亲子关系。我们的目标不是要求你成为一个完美的父亲或母亲，也不是要你照搬在本书中读到的每一个故事，而是希望你能找到自己作为父亲或母亲以及你们家庭的独特之处，在孩子处于青春期时，尝试一些新的技能和沟通策略，并选择适合你的育儿方式。

不断试错，从错误中汲取经验。对自己和孩子都要有耐心，你也不需要对孩子的每一个问题都能提供答案或做出最好的反应。你只要做最好的自己，面对挑战时以一种积极向上的心态而不是批评或贬低的态度来对待就好了。

致谢

感谢我的家人和朋友，感谢你们一直以来对我的信任、鼓励和支持。

参考文献

第一章

Arroyos-Jurado, Elsa, Jane S. Paulsen, Stewart Ehly, and Jeffrey E. Max. "Traumatic Brain Injury in Children and Adolescents: Academic and Intellectual Outcomes Following Injury." *Exceptionality* 14, no. 3（January 2006）: 125-140. doi: 10.1207/s15327035ex1403_2.

Asemota, Anthony O., Benjamin P. George, Steven M. Bowman, Adil H. Haider, and Eric B. Schneider. "Causes and Trends in Traumatic Brain Injury for United States Adolescents." *Journal of Neurotrauma* 30, no. 2（January 15, 2013）: 67-75. doi: 10.1089/neu.2012.2605.

Blakemore, Sarah-Jayne. Inventing Ourselves:*The Secret Life of the Teenage Brain.* New York: Public Affairs, 2018.

Christensen, Jennaya, Eric Eyolfson, Sabrina Salberg, and Richelle Mychasiuk. "Traumatic Brain Injury in Adolescence: A Review of the Neurobiological and Behavioural Underpinnings and Outcomes." *Developmental Review* 59, no. 1（March 2021）: 100943. doi: 10.1016/j.dr.2020.100943.

Emery, Carolyn A., Karen M. Barlow, Brian L. Brooks, Jeffrey E. Max, Angela Villavicencio-Requis, Vithya Gnanakumar, Helen Lee Robertson, Kathryn Schneider, and Keith Owen Yeates. "A Systematic Review of Psychiatric, Psychological, and Behavioural Outcomes Following Mild Traumatic Brain Injury in Children and Adolescents." *The Canadian Journal of Psychiatry* 61, no. 5（May 2016）: 259-269. doi: 10.1177/0706743716643741.

Hehar, Harleen, Keith Yeates, Bryan Kolb, Michael J. Esser, and Richelle Mychasiuk. "Impulsivity and Concussion in Juvenile Rats: Examining Molecular and Structural Aspects of the Frontostriatal Pathway." *PLoS One* 10, no. 10（October 8, 2015）: e0139842. doi: 10.1371/journal.pone.0139842.

Iazeva, Elizaveta G., Liudmila A. Legostaeva, Alexey A. Zimin, Dmitry V. Sergeev, Maxim A. Domashenko, Vladislav Y. Samorukov, Dzhamilya G. Yusupova et al. "A Russian Validation Study of the Coma Recovery Scale-Revised（CRS-R）." *Brain Injury* 33, no. 2（2019）: 218-225. doi: 10.1080/02699052.2018.1539248.

Marschark, Marc, Lynda M. Richtsmeier, John T. E. Richardson, Herbert F. Crovitz, and Jacqueline Henry. "Intellectual and

Emotional Functioning in College Students Following Mild Traumatic Brain Injury in Childhood and Adolescence." *The Journal of Head Trauma Rehabilitation* 15, no. 6（December 2000）: 1227-1245. doi:10.1097/00001199-200012000-00004.

Siegel, Daniel J. *Brainstorm: The Power and Purpose of the Teenage Brain*. New York: Jeremy P. Tarcher/Penguin, 2013.

第二章

Blest-Hopley, Grace, Marco Colizzi, Vincent Giampietro, and Sagnik Bhattacharyya. "Is the Adolescent Brain at Greater Vulnerability to the Effects of Cannabis? A Narrative Review of the Evidence." *Frontiers in Psychiatry* 11（August 26, 2020）: 859. doi: 10.3389/fpsyt.2020.00859.

Bortz, Katherine. "Opioid-related Deaths Increase Nearly 300% in Kids, Teens." *Infectious Diseases in Children* 32, no. 2 （2019）: 21-22. doi: 10.1001/jamanetworkopen.2018.6558.

Choudhury, Suparna, Sarah-Jayne Blakemore, and Tony Charman. "Social Cognitive Development during Adolescence." *Social Cognitive and Affective Neuroscience* 1, no. 3（December 2006）: 165-174. doi: 10.1093/scan/

nsl024.

Choudhury, Suparna, Tony Charman, Victoria Bird, and Sarah-Jayne Blakemore. "Development of Action Representation during Adolescence." *Neuropsychologia* 45, no. 2 (January 2007) : 255-262. doi: 10.1016/j.neuropsychologia.2006.07.010.

Constantinidis, Christos, David J. Bucci, and Michael D. Rugg. "Cognitive Functions of the Posterior Parietal Cortex." *Frontiers in Integrative Neuroscience* 7 (May 9, 2013) : 35. doi: 10.3389/fnint.2013.00035.

Culham, Jody C., and Nancy G. Kanwisher. "Neuroimaging of Cognitive Functions in Human Parietal Cortex." *Current Opinion in Neurobiology* 11, no. 2 (April 2001) : 157-163.

Gobbi, Gabriella, Tobias Atkin, Tomasz Zytynski, Shouao Wang, Sorayya Askari, Jill Boruff, Mark Ware et al. "Association of Cannabis Use in Adolescence and Risk of Depression, Anxiety, and Suicidality in Young Adulthood: A Systematic Review and Meta-analysis." *JAMA Psychiatry* 76, no. 4 (April 1, 2019) : 426-434. doi: 10.1001/jamapsychiatry.2018.4500.

Guerri, Consuelo, and María Pascual. "Impact of Neuroimmune

Activation Induced by Alcohol or Drug Abuse on Adolescent Brain Development." *International Journal of Developmental Neuroscience* 77（October 2019）: 89-98. doi: 10.1016/j.ijdevneu.2018.11.006.

Hartley, David E., Sarah Elsabagh, and Sandra E. File. "Binge Drinking and Sex: Effects on Mood and Cognitive Function in Healthy Young Volunteers." *Pharmacology Biochemistry and Behavior* 78, no. 3（July 2004）: 611-619. doi: 10.1016/j.pbb.2004.04.027.

Heimlich, Barbara H. "Window of Opportunity? Adolescence, Music, and Algebra." *Journal of Adolescent Research* 25, no. 4（April 29, 2010）: 557-577. doi: 10.1177/0743558410366594.

Husain, Masud, and Parashkev Nachev. "Space and the Parietal Cortex." *Trends in Cognitive Sciences* 11, no. 1（January 2007）: 30-36. doi: 10.1016/j.tics.2006.10.011.

Johnson, David W. "Constructive Peer Relationships, Social Development, and Cooperative Learning Experiences: Implications for the Prevention of Drug Abuse." *Journal of Drug Education* 10, no. 1（1980）, 7-24. doi: 10.2190/UTL2-CRQJ-N3RA-W7HQ.

Kahn, Christopher A., Victor Cisneros, Shahram Lotfipour, Ghasem Imani, and Bharath Chakravarthy. "Distracted Driving, a Major Preventable Cause of Motor Vehicle Collisions: 'Just Hang Up and Drive.'" *Western Journal of Emergency Medicine* 16, no. 7（December 2015）: 1033-1036. doi: 10.5811/westjem.2015.10.28040.

Keyes, Katherine M., Caroline Rutherford, and Richard Miech. "Historical Trends in the Grade of Onset and Sequence of Cigarette, Alcohol, and Marijuana Use among Adolescents from 1976-2016: Implications for 'Gateway' Patterns in Adolescence." *Drug and Alcohol Dependence* 194（January 1, 2019）: 51-58. doi: 10.1016/j.drugalcdep.2018.09.015.

Kubik, Veit, Fabio Del Missier, and Timo Mäntylä. "Spatial Ability Contributes to Memory for Delayed Intentions." *Cognitive Research: Principles and Implications* 5, no. 1（December 2020）: 1-10. doi: 10.1186/s41235-020-00229-2.

Lester, Louise, Ruth Baker, Carol Coupland, and Elizabeth Orton. "Alcohol Misuse and Injury Outcomes in Young People Aged 10-24." *Journal of Adolescent Health* 62, no. 4（April 2018）: 450-456. doi: 10.1016/j.jadohealth.2017.10.003.

Lisdahl, Krista M., Erika R. Gilbart, Natasha E. Wright, and

Skyler Shollenbarger. "Dare to Delay? The Impacts of Adolescent Alcohol and Marijuana Use Onset on Cognition, Brain Structure, and Function." *Frontiers in Psychiatry* 4 （2013）: 53. doi: 10.3389/fpsyt.2013.00053.

Mäntylä, Timo. "Gender Differences in Multitasking Reflect Spatial Ability." *Psychological Science* 24, no. 4（April 2013）: 514-520. doi: 10.1177/0956797612459660.

McBride, Maranda, and Lemuria Carter. "Teen Texting While Driving: Factors Influencing This Epidemic Behavior." *Proceedings of the Human Factors and Ergonomics Society Annual Meeting* 60, no. 1（September 2016）: 1647-1651. doi: 10.1177/1541931213601379.

Miech, Richard, Lloyd Johnston, and Patrick M. O'Malley. "Prevalence and Attitudes Regarding Marijuana Use among Adolescents over the Past Decade." *Pediatrics* 140, no. 6 （December 2017）: e20170982. doi: 10.1542/peds.2017-0982.

Rawley, Justin B., and Christos Constantinidis. "Neural Correlates of Learning and Working Memory in the Primate Posterior Parietal Cortex." *Neurobiology of Learning and Memory* 91, no. 2（February 2009）: 129-138. doi: 10.1016/j.nlm.2008.12.006.

Romer, Daniel, Yi-Ching Lee, Catherine C. McDonald, and Flaura K. Winston. "Adolescence, Attention Allocation, and Driving Safety." *Journal of Adolescent Health* 54, suppl. 5（May 2014）, S6-S15. doi: 10.1016/j.jadohealth.2013.10.202.

Romero, Romina A., and Sean D. Young. "Adolescents and Opioid-related Outcomes amidst the COVID-19 Pandemic." *Journal of Addictive Diseases*（May 2021）: 1-8. doi: 10.1080/10550887.2021.1916420.

Scaife, Jessica, and Theodora Duka. "Behavioural Measures of Frontal Lobe Function in a Population of Young Social Drinkers with Binge Drinking Pattern." *Pharmacology Biochemistry and Behavior* 93, no. 3（September 2009）: 354-362. doi: 10.1016/j.pbb.2009.05.015.

Silins, Edmund, L. John Horwood, George C. Patton, David M.Fergusson, Craig A. Olsson, Delyse M. Hutchinson, Elizabeth Spry et al. "Young Adult Sequelae of Adolescent Cannabis Use: An Integrative Analysis." *The Lancet Psychiatry* 1, no. 4（September 2014）: 286-293. doi: 10.1016/S2215-0366（14）70307-4.

Skrypchuk, Lee, Alexandros Mouzakitis, Pat Langdon, and P. John Clarkson. "The Effect of Age and Gender on Task Performance in the Automobile." In *Breaking Down Barriers*, edited by Pat Langdon, Jonathan Lazar, Ann Heylighen, and Hua Dong, 17-27. Cham, Switzerland: Cham, 2018.

Squeglia, Lindsay M., Joanna Jacobus, and Susan F. Tapert. "The Influence of Substance Use on Adolescent Brain Development." *Clinical EEG and Neuroscience* 40, no. 1（2009）: 31-38. doi: 10.1177/155005940904000110.

Torres, Elizabeth B., Rodrigo Quian Quiroga, He Cui, and Christopher Buneo. "Neural Correlates of Learning and Trajectory Planning in the Posterior Parietal Cortex." *Frontiers in Integrative Neuroscience* 7（2013）: 39. doi: 10.3389/fnint.2013.00039.

Townshend, Julia M., and Theodora Duka. "Binge Drinking, Cognitive Performance and Mood in a Population of Young Social Drinkers." *Alcoholism: Clinical and Experimental Research* 29, no. 3（March 2005）: 317-325. doi: 10.1097/01 .alc.0000156453.05028.f5.

第三章

Anand, Kuljeet Singh, and Vikas Dhikav. "Hippocampus in Health and Disease: An Overview." *Annals of Indian Academy of Neurology* 15, no. 4（October-December

2012）: 239-246. doi: 10.4103/0972-2327.104323.

Blesser, Barry, and Linda-Ruth Salter. *Spaces Speak, Are You Listening? Experiencing Aural Architecture*. Cambridge, MA: The MIT Press, 2007.

Butterfield, Rosalind D., Jennifer S. Silk, Kyung Hwa Lee, Greg S. Siegle, Ronald E. Dahl, Erika E. Forbes, Neal D. Ryan, Jill M. Hooley, and Cecile D. Ladouceur. "Parents Still Matter! Parental Warmth Predicts Adolescent Brain Function and Anxiety and Depressive Symptoms 2 Years Later." *Development and Psychopathology* 33, no. 1（February 2021）: 226-239. doi: 10.1017/S0954579419001718.

Calabrò, Rocco S., Alberto Cacciola, Daniele Bruschetta, Demetrio Milardi, Fabrizio Quattrini, Francesca Sciarrone, Gianluca la Rosa, Placido Bramanti, and Giuseppe Anastasi. "Neuroanatomy and Function of Human Sexual Behavior: A Neglected or Unknown Issue?" *Brain and Behavior* 9, no. 12（2019）: e01389. doi: 10.1002/brb3.1389.

Cardinal, Rudolf N., John A. Parkinson, Jeremy Hall, and Barry J. Everitt. "Emotion and Motivation: The Role of the Amygdala, Ventral Striatum, and Prefrontal Cortex." *Neuroscience & Biobehavioral Reviews* 26, no. 3（May 2002）: 321-352. doi: 10.1016/s0149-7634（02）00007-6.

Cheng, Hewei, and Jie Liu. "Alterations in Amygdala Connectivity in Internet Addiction Disorder." *Scientific Reports* 10, no. 1（2020）: 1-10. doi: 10.1038/s41598-020-59195-w.

Eiland, Lisa, and Russell D. Romeo. "Stress and the Developing Adolescent Brain." *Neuroscience* 249（September 26, 2013）: 162-171. doi: 10.1016/j.neuroscience.2012.10.048.

Fasano, Maria Celeste, Joana Cabral, Angus Stevner, Peter Vuust, Pauline Cantou, Elvira Brattico, and Morten L. Kringelbach. "The Early Adolescent Brain on Music: Analysis of Functional Dynamics Reveals Engagement of Orbitofrontal Cortex Reward System." *bioRxiv*（2020）. doi: 10.1101/2020.06.18.148072.

Frere, Pauline Bezivin, Nora C. Vetter, Eric Artiges, Irina Filippi, Rubén Miranda, Hélène Vulser et al. "Sex Effects on Structural Maturation of the Limbic System and Outcomes on Emotional Regulation during Adolescence." *NeuroImage* 210, no. 116441（April 15, 2020）: 116441. doi: 10.1016/j.neuroimage.2019.116441.

He, Qinghua, Ofir Turel, Damien Brevers, and Antoine Bechara. "Excess Social Media Use in Normal Populations Is Associated with Amygdala-striatal but Not with Prefrontal

Morphology." Psychiatry Research: *Neuroimaging* 269 ﹙November 30, 2017﹚: 31-35. doi: 10.1016/ j.pscychresns.2017.09.003.

Koelsch, Stefan. "Brain Correlates of Music-evoked Emotions." *Nature Reviews Neuroscience* 15, no. 3 ﹙March 2014﹚: 170-180. doi: 10.1038/nrn3666.

McDade, Rhyanne S., Rebecca A. Vidourek, Kavya S. Biradar, Keith A. King, and Ashley A. Merianos. "Impact of Parental Communication on African American Adolescent Sexual Behavior: A Mini Literature Review." *Sexuality & Culture* 24, no. 5 ﹙October 2020﹚: 1579-1593. doi: 10.1007/s12119-019-09678-4.

Nuyens, Filip, Daria J. Kuss, Olatz Lopez-Fernandez, and Mark D. Griffiths. "The Experimental Analysis of Problematic Video Gaming and Cognitive Skills: A Systematic Review." *Journal de Thérapie Comportementale et Cognitive* 27, no. 3 ﹙2017﹚: 110-117. doi: 10.1016/j.jtcc.2017.05.001.

Poon, Kai-Tak, and Yufei Jiang. "Getting Less Likes on Social Media: Mindfulness Ameliorates the Detrimental Effects of Feeling Left Out Online." *Mindfulness* 11, no. 4 ﹙2020﹚: 1038-1048. doi: 10.1007/s12671-020-01313-w.

Provensi, Gustavo, Scheila Daiane Schmidt, Marcus Böehme, Thomaz F. S. Bastiaanssen, Barbara Rani, Alessia Costa, Fiona Fouhy et al. "Preventing Adolescent Stress-induced Cognitive and Microbiome Changes by Diet." *Proceedings of the National Academy of Sciences* 116, no. 19（April 2019）: 9644-9651. doi: 10.1073/pnas.1820832116.

Richardson, Justin, and Mark A. Schuster. *Everything You Never Wanted Your Kids to Know about Sex（but Were Afraid They'd Ask）: The Secrets to Surviving Your Child's Sexual Development from Birth to the Teens.* New York: Harmony, 2004.

Romeo, Russell D. "The Impact of Stress on the Structure of the Adolescent Brain: Implications for Adolescent Mental Health." *Brain Research* 1654（January 1, 2017）: 185-191. doi: 10.1016/j.brainres.2016.03.021.

Romeo, Russell D. "The Teenage Brain: The Stress Response and the Adolescent Brain." *Current Directions in Psychological Science* 22, no. 2（April 2013）: 140-145. doi: 10.1177/0963721413475445.

Sabatier, Colette, Dayana Restrepo Cervantes, Mayilín Moreno Torres, Olga Hoyos De los Rios, and Jorge Palacio Sañudo. "Emotion Regulation in Children and Adolescents: Concepts,

Processes and Influences." *Psicología Desde el Caribe* 34, no. 1（April 2017）: 101-110.

Sarmiento, Irene G., Chelsea Olson, GeckHong Yeo, Yuchi Anthony Chen, Catalina L. Toma, B. Bradford Brown, Amy Bellmore, and Marie-Louise Mares. "Does Social Media Use Improve or Worsen Adolescents' Internalizing Behaviors? Conclusions from a Systematic Narrative Review." *Proceedings of the Technology, Mind, and Society*（April 2018）: 1-2. doi: 10.1145/3183654.3183699.

Shams, Tahireh A., George Foussias, John A. Zawadzki, Victoria S. Marshe, Ishraq Siddiqui, Daniel J. Müller, and Albert H. C. Wong. "The Effects of Video Games on Cognition and Brain Structure: Potential Implications for Neuropsychiatric Disorders." *Current Psychiatry Reports* 17, no. 9（September 2015）: 1-15. doi: 10.1007/s11920-015-0609-6.

Sherman, Lauren E., Ashley A. Payton, Leanna M. Hernandez, Patricia M. Greenfield, and Mirella Dapretto. "The Power of the Like in Adolescence: Effects of Peer Influence on Neural and Behavioral Responses to Social Media." *Psychological Science* 27, no. 7（July 2016）: 1027-1035. doi: 10.1177/0956797616645673.

Sorrells, Shawn F., Mercedes F. Paredes, Dmitry Velmeshev, Vicente Herranz-Pérez, Kadellyn Sandoval, Simone Mayer, Edward F. Chang et al. "Immature Excitatory Neurons Develop during Adolescence in the Human Amygdala." *Nature Communications* 10, no. 2748（2019）: 1-15. doi: 10.1038/s41467-019-10765-1.

Sriwilai, Kanokporn, and Peerayuth Charoensukmongkol. "Face It, Don't Facebook It: Impacts of Social Media Addiction on Mindfulness, Coping Strategies and the Consequence on Emotional Exhaustion." *Stress and Health* 32, no. 4（October 2016）: 427-434. doi: 10.1002/smi.2637.

Stein, Jan-Philipp, Elena Krause, and Peter Ohler. "Every（Insta）Gram Counts? Applying Cultivation Theory to Explore the Effects of Instagram on Young Users' Body Image." *Psychology of Popular Media* 10, no. 1（February 2021）: 87-97. doi: 10.1037/ppm0000268.

Su, Conghui, Hui Zhou, Liangyu Gong, Binyu Teng, Fengji Geng, and Yuzheng Hu. "Viewing Personalized Video Clips Recommended by TikTok Activates Default Mode Network and Ventral Tegmental Area." *NeuroImage* 237（August 15, 2021）: 118136. doi: 10.1016/j.neuroimage.2021.118136.

Suleiman, Ahna Ballonoff, Adriana Galván, K. Paige Harden, and Ronald E. Dahl. "Becoming a Sexual Being: The 'Elephant in the Room' of Adolescent Brain Development." *Developmental Cognitive Neuroscience* 25（June 2017）: 209-220. doi: 10.1016/j.dcn.2016.09.004.

Tottenham, Nim, and Laurel J. Gabard-Durnam. "The Developing Amygdala: A Student of the World and a Teacher of the Cortex." *Current Opinion in Psychology* 17（October 2017）: 55-60. doi: 10.1016/j.copsyc.2017.06.012.

Wartberg, Lutz, Levente Kriston, Matthias Zieglmeier, Tania Lincoln, and Rudolf Kammerl. "A Longitudinal Study on Psychosocial Causes and Consequences of Internet Gaming Disorder in Adolescence." *Psychological Medicine* 49, no. 2（January 2019）: 287-294. doi: 10.1017/ S003329171800082X.

Weaver, Jo Lauren, and Jacqueline M. Swank. "Mindful Connections: A Mindfulness-based Intervention for Adolescent Social Media Users." *Journal of Child and Adolescent Counseling* 5, no. 2（2019）: 103-112. doi: 10.1080/23727810.2019.1586419.

Yang, Chia-chen, Sean M. Holden, and Mollie D. K. Carter. "Emerging Adults' Social Media Self-presentation and

Identity Development at College Transition: Mindfulness as a Moderator." Journal of Applied Developmental Psychology 52（September 2017）: 212-221. doi: 10.1016/ j.appdev.2017.08.006.

Zatorre, Robert J., and Valorie N. Salimpoor. "From Perception to Pleasure: Music and Its Neural Substrates." *Proceedings of the National Academy of Sciences of the United States of America* 110, suppl. 2（2013）: 10430-10437. doi: 10.1073/ pnas.1301228110.

第四章

Adamaszek, Michael, F. D'Agata, Roberta Ferrucci, Christophe Habas, Stefanie Keulen, K. C. Kirkby, Jo Verhoeven et al. "Consensus Paper: Cerebellum and Emotion." *The Cerebellum* 16, no. 2（2017）, 552-576. doi: 10.1007/ s12311-016-0815-8.

Belcher, Britni R., Jennifer Zink, Anisa Azad, Claire E. Campbell, Sandhya P. Chakravartti, and Megan M. Herting. "The Roles of Physical Activity, Exercise, and Fitness in Promoting Resilience during Adolescence: Effects on Mental Well-being and Brain Development." *Biological Psychiatry:*

Cognitive Neuroscience and Neuroimaging 6, no. 2(February 2021) : 225-237. doi: 10.1016/j.bpsc.2020.08.005.

Bettis, Alexandra H., Rachel E. Siciliano, Baxter P. Rogers, Megan Ichinose, and Bruce E. Compas. "Neural Correlates of Distraction and Reappraisal in the Family Context: Associations with Symptoms of Anxiety and Depression in Youth." Child Neuropsychology 27, no. 5 (January 2021) : 573-586. doi: 10.1080/09297049.2020.1870675.

Creeden, Kevin. "How Trauma and Attachment Can Impact Neurodevelopment: Informing Our Understanding and Treatment of Sexual Behaviour Problems." Journal of Sexual Aggression 15, no. 3 (November 2009) : 261-273. doi: 10.1080 /13552600903335844.

Fois, Alessandro F., Hugo M. Briceño, and Victor S. C. Fung. "Nonmotor Symptoms in Essential Tremor and Other Tremor Disorders." International Review of Neurobiology 134 (2017) : 1373-1396. doi: 10.1016/bs.irn.2017.05.010.

Freedman, Edward G., Sophie Molholm, Michael J. Gray, Daniel Belyusar, and John J. Foxe. "Saccade Adaptation Deficits in Developmental Dyslexia Suggest Disruption of Cerebellar-dependent Learning." Journal of Neurodevelopmental Disorders 9, no. 1 (2017) : 36. doi:

10.1186/s11689-017-9218-5.

Gradisar, Michael, Greg Gardner, and Hayley Dohnt. "Recent Worldwide Sleep Patterns and Problems during Adolescence: A Review and Meta-analysis of Age, Region, and Sleep." *Sleep Medicine* 12, no. 2（February 2011）: 110-118. doi: 10.1016/j.sleep.2010.11.008.

Hansen, Shana L., Dale Capener, and Christopher Daly. "Adolescent Sleepiness: Causes and Consequences." *Pediatric Annals* 46, no. 9（September 1, 2017）: e340-e344. doi: 10.3928/19382359-20170816-01.

Herting, Megan M., and Xiaofang Chu. "Exercise, Cognition, and the Adolescent Brain." *Birth Defects Research* 109, no. 20（December 1, 2017）: 1672-1679. doi: 10.1002/bdr2.1178.

Kadzikowska-Wrzosek, Romana. "Insufficient Sleep among Adolescents: The Role of Bedtime Procrastination, Chronotype and Autonomous vs. Controlled Motivational Regulations." *Current Psychology* 39, no. 2（June 2020）: 1-10. doi: 10.1007/s12144-018-9825-7.

Konczak, Jürgen, and Dagmar Timmann. "The Effect of Damage to the Cerebellum on Sensorimotor and Cognitive Function in Children and Adolescents." *Neuroscience &*

Biobehavioral Reviews 31, no. 8（2007）: 1101-1113. doi: 10.1016/j.neubiorev.2007.04.014.

Malone, Susan Kohl. "Early to Bed, Early to Rise? An Exploration of Adolescent Sleep Hygiene Practices." *Journal of School Nursing* 27, no. 5（May 2011）: 348-354. doi: 10.1177 /1059840511410434.

Potts, Matthew B., Hita Adwanikar, and Linda J. NobleHaeusslein. "Models of Traumatic Cerebellar Injury." *The Cerebellum* 8, no. 3（September 2009）: 211-221. doi: 10.1007/s12311-009-0114-8.

Russell, Kelly, Erin Selci, Brian Black, Karis Cochrane, and Michael Ellis. "Academic Outcomes Following Adolescent Sport-related Concussion or Fracture Injury: A Prospective Cohort Study." *PLoS One* 14, no. 4（April 25, 2019）: e0215900. doi: 10.1371/journal.pone.0215900.

Stillman, Chelsea M., Irene Esteban-Cornejo, Belinda Brown, Catherine M. Bender, and Kirk I. Erickson. "Effects of Exercise on Brain and Cognition across Age Groups and Health States." *Trends in Neurosciences* 43, no. 7（May 2020）: 533-543. doi: 10.1016/j.tins.2020.04.010.

Teicher, Martin H., Susan L. Andersen, Ann Polcari, Carl M.

Anderson, Carryl P. Navalta, and Dennis M. Kim. "The Neurobiological Consequences of Early Stress and Childhood Maltreatment." *Neuroscience & Biobehavioral Reviews* 27, no. 1-2（January-March 2003）: 33-44. doi: 10.1016/s0149-7634（03）00007-1.

Tiemeier, Henning, Rhoshel K. Lenroot, Deanna K. Greenstein, Lan Tran, Ronald Pierson, and Jay N. Giedd. "Cerebellum Development during Childhood and Adolescence: A Longitudinal Morphometric MRI Study." *Neuroimage* 49, no. 1（January 1, 2010）: 63-70. doi:10.1016/j.neuroimage.2009.08.016.

Veliz, Philip, Jennie Ryan, and James T. Eckner. "Head, Neck, and Traumatic Brain Injury among Children Involved in Sports: Results from the Adolescent Brain Cognitive Development Study." *Journal of Adolescent Health* 68, no. 2（February 2021）: 414-418. doi: 10.1016/j.jadohealth.2020.06.004.

Von Rosen, Philip, Anders Kottorp, Cecilia Fridén, Anna Frohm, and Annette Heijne. "Young, Talented and Injured: Injury Perceptions, Experiences and Consequences in Adolescent Elite Athletes." *European Journal of Sport Science* 18, no. 5（June 2018）: 731-740. doi:

10.1080/17461391.2018.1440009.

Watson, Andrew, and Jeffrey M. Mjaanes. "Soccer Injuries in Children and Adolescents." *Pediatrics* 144, no. 5（November 2019）. doi: 10.1542/peds.2019-2759.